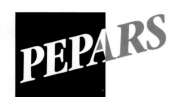

【ペパーズ】
編集企画にあたって…

　現在，本邦の乳癌患者数は 15 人に 1 人とも 11 人に 1 人とも言われ，その数は年々増加している．術式も Halsted のような拡大手術は淘汰され，また一時は完全に全摘を凌駕していた乳房温存手術も，残存乳房内再発や放射線照射の必要性，整容性の問題などにより，最近は全摘＋再建へ取って代わろうとしている．その理由の一つとして 2013 年からの段階的な人工物の保険適用があり，乳腺外科医も巻き込んでの乳癌手術と同時に再建を始める一次二期再建をはじめとした人工物再建の爆発的な増加が起こっている．

　元来，温泉文化のある日本においては，他の部位に新たな傷を残す自家組織再建よりも人工物再建が好まれる傾向にあり，事実，日本乳房オンコプラスティックサージャリー学会の審査においても 2015 年度の 5,000 個有余をさらに超えて，2016 年度は 6,000 個を優に超えるティッシュ・エキスパンダーとシリコンインプラントの使用が報告された．厳密なガイドラインの下，有資格施設で，有資格医師によって再建されていると信じたいが，短期間でこれだけの数が毎年使用され始めた現実は，まだまだ技術的にも経験不足，発展途上の施設があることも否めない．患者の切なる願いと裏腹に，保険診療という言葉に甘えた整容的に満足のいかない結果になってしまっては，乳腺外科医と一線を画して形成外科医が行うためのガイドラインの意味がないことも事実である．

　この特集では，自他共に乳房再建専門医と認められるエキスパートに，一次，二次再建，自家組織，人工物再建，乳輪乳頭再建のノウハウと，その後のフォローについて記していただいた．この特集が日頃乳房再建を行っている医師および，これから再建を始めようとしている医師の参考となり，謙虚に真摯に努力する医師が増えることで，全国どこの施設でも同じレベルの再建結果が得られる一助となることを願っている．

2017 年 4 月

岩平佳子

KEY WORDS INDEX

和　文

― あ　行 ―
一次再建　1
刺青　46

― か　行 ―
合併症　74
局所皮弁　46
経過観察　74
欠損部位　57
欠損量　57
広背筋皮弁　35,57

― さ　行 ―
自家組織再建　29,64
脂肪移植　21
修正手術　21
手術手技　21
植皮　46
シリコンインプラント　29
整容性評価　29
組織拡張器　1
組織充填　57

― た　行 ―
超音波　74
ティッシュ・エキスパンダー
　　　　29,35
適応　21

― な　行 ―
ナトレル® 133 ティッシュ・エキ
　スパンダー　11
二期再建　1
二期的乳房再建　11
2次再建　57
乳頭移植　46
乳頭乳輪温存乳腺全摘術　11
乳頭乳輪再建　46

乳房インプラント　1
乳房再建　1,21,29,35,46
乳房シリコンインプラント　74
乳房皮膚温存乳腺全摘術　11
乳輪乳頭変位　57

― は　行 ―
破損　74
表皮除去皮弁　35
腹直筋皮弁　35

― や　行 ―
遊離穿通枝皮弁　64

― ら　行 ―
リアス式筋膜切開法　35

欧　文

― A・B ―
aesthetic evaluation　29
autologous tissue reconstruction
　　　　29,64
breast implant　1
breast reconstruction
　　　　1,21,29,35,46

― C・D ―
complication　74
de-epithelialized flap　35
defect amount　57
defect site　57
DIEP flap　64

― F～I ―
fat graft　21
follow-up　74
free perforator flap　64
GAP flap　64
immediate reconstruction　1

indication　21

― L～N ―
latissimus dorsi myocutaneous
　flap　57
LD flap　35
local flap　46
magnetic resonance imaging sys-
　tem；MRI system　74
Natrelle® 133 tissue expander
　　　　11
nipple areola malposition　57
nipple areolar complex recon-
　struction　46
nipple graft　46
nipple-sparing mastectomy　11

― P・R ―
PMTP flap　64
Rias style fascia incision　35
rupture　74

― S・T ―
secondary reconstruction　57
silicone breast implant　74
silicone implant　29
skin graft　46
skin-sparing mastectomy　11
surgical procedure　21
tattoo　46
tissue expander　1,29,35
touch-up surgery　21
TRAM flap　35
two-stage breast reconstruction
　　　　11
two-stage reconstruction　1

― U・V ―
ultrasound　74
volume replacement　57

WRITERS FILE

ライターズファイル（五十音順）

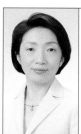

淺野 裕子
（あさの ゆうこ）

- 1990年 産業医科大学卒業
　日本赤十字社医療センターにおいて外科研修
- 1992年 東京大学形成外科教室入局
- 1993年 武蔵野赤十字病院形成外科
- 1998年 国立国際医療センター形成外科
- 2000年 同愛記念病院形成外科
- 2008年 セルポートクリニック横浜
- 2011年 帝京大学形成外科
- 2013年 7月より亀田総合病院乳腺センター乳房再建外科にて勤務

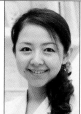

小宮 貴子
（こみや たかこ）

- 2002年 東京医科大学卒業
　同大学形成外科学講座入局
- 2008年 同，助教
- 2011年 ブレストサージャリークリニック勤務
- 2015年 東京医科大学形成外科学分野，講師

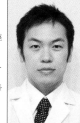

冨田 興一
（とみた こういち）

- 2000年 大阪大学卒業
　同大学医学部附属病院，研修医
- 2001年 関西労災病院形成外科
- 2003年 大阪大学医学部附属病院形成外科，医員
- 2007年 同大学大学院医学系研究科博士課程修了
- 2009年 マンチェスター大学ブロンド・マッキンドー研究所，リサーチフェロー
- 2011年 同大学形成外科，助教
- 2013年 同，学部内講師

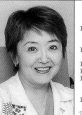

岩平 佳子
（いわひら よしこ）

- 1984年 東邦大学卒業
　同大学医学部附属大森病院第2外科にて研修
- 1986年 慶應義塾大学形成外科，研究生
- 1988年 東邦大学形成外科，助手
- 1990年 同，講師
- 1993年 マイアミ大学形成外科，エモリー大学形成外科留学
- 1996年 東邦大学形成外科，助教授
- 2003年 ブレストサージャリークリニック開設

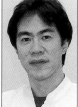

佐武 利彦
（さたけ としひこ）

- 1989年 久留米大学卒業
　東京女子医科大学形成外科入局
- 1991年 同大学第二病院形成外科，助手
- 1992年 川口市立医療センター外科
- 1999年 同センター形成外科
- 2000年 東京女子医科大学第二病院形成外科，助手
- 2002年 横浜市立大学形成外科，助手
- 2006年 同，准教授
- 2008年 同大学附属市民総合医療センター形成外科，准教授

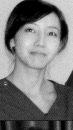

松本 綾希子
（まつもと あきこ）

- 2009年 神戸大学卒業
- 2009～11年 初期臨床研修（愛仁会千船病院）
- 2011～14年 乳腺外科後期研修（兵庫県立加古川医療センター）
- 2014年 がん研有明病院形成外科

宇田 宏一
（うだ ひろかず）

- 1995年 広島大学卒業
　同大学整形外科入局
- 1998年 東京大学形成外科入局
- 1999年 自治医科大学附属病院形成外科，助手
- 2004年 湯河原厚生年金病院形成外科，科長
- 2005年 静岡済生会総合病院形成外科，科長
- 2007年 自治医科大学形成外科，講師
- 2014年 同，准教授

寺尾 保信
（てらお やすのぶ）

- 1990年 長崎大学卒業
- 1992年 東京慈恵会医科大学形成外科
- 1995年 英国Canniesburn病院
- 1997年 がん・感染症センター都立駒込病院形成再建外科
- 2008年 東京慈恵会医科大学形成外科，准教授
- 2014年 がん・感染症センター都立駒込病院形成再建外科，部長

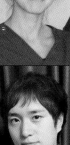

梁 太一
（りゃん てぃる）

- 2009年 東邦大学卒業
- 2011年 がん研有明病院形成外科
- 2014年 聖路加国際病院形成外科

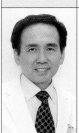

梶川 明義
（かじかわ あきよし）

- 1984年 新潟大学卒業
　同大学整形外科・形成外科入局
- 1987年 東京大学形成外科入局
- 1988年 自治医科大学形成外科，臨床助手
- 1991年 東京大学形成外科，助手
- 1991年 焼津市立総合病院形成外科，医長
- 1993年 東京大学形成外科，助手
- 1995年 同愛記念病院形成外科，科長
- 1998年 福島県立医科大学形成外科，講師
- 2004年 同，助教授（准教授）
- 2013年 聖マリアンナ医科大学形成外科，教授

CONTENTS

ブレスト・サージャリー 実践マニュアル

編集／ブレストサージャリークリニック院長　岩平佳子

人工物による乳房再建：

一次二期再建に対するエキスパンダーの留置……………………………寺尾保信ほか　**1**

乳房一次二期再建では，乳房の計測値だけでなく乳房の特徴や患者の希望，切除状況の評価からエキスパンダーを選択し，皮膚を拡張すべき部位を考慮して留置位置を決定する.

二次二期的再建におけるエキスパンダーの留置……………………………淺野裕子　**11**

特に最近増加してきた乳房皮膚や乳頭乳輪を温存した乳腺全摘術(skin-sparing mastectomy ならびに nipple-sparing mastectomy)後の二次再建症例について，従来の胸筋温存乳房切除術後の再建と異なる点を実際の症例を供覧して解説する.

脂肪移植の乳房再建への応用………………………………………………宇田宏一　**21**

脂肪移植はその自由度の高さから，乳房再建において非常に優れた武器である反面，決して万能ではない. 脂肪移植の特徴と限界をしっかり把握し，適応を選んで使用することが肝要である.

乳房再建の修正—その原因と問題点—…………………………………岩平佳子　**29**

乳房再建は単に再建できるということと対称的に再建することは全く違う. 健側の形態を把握し，自家組織の場合は乳房の unit に合致するように皮弁をおくこと，人工物では正しいエキスパンダーを正しい位置に挿入して十分に伸展させることが重要であるが，最も大切なのは，患者が満足しているかを知ること，長期にわたりフォローする覚悟である.

◆編集顧問／栗原邦弘　中島龍夫
　　　　　　百束比古　光嶋　勲
◆編集主幹／上田晃一　大慈弥裕之

【ペパーズ】
PEPARS No.125/2017.5◆目次

エキスパンダーと表皮除去皮弁による乳房再建 ……………………………梶川明義　**35**

TE 法と表皮除去皮弁によりパッチワーク状瘢痕のない美しい乳房が再建できる．胸部皮膚を過伸展することで，自然な乳房下垂も再建できる．リアス式筋膜切開法は腹壁ヘルニアの防止に有用である．

乳頭乳輪の再建 ………………………………………………………小宮貴子ほか　**46**

乳房再建の仕上げの手術である乳頭乳輪再建について，適応と術式選択，各再建方法(tattoo, 乳頭移植，乳頭局所皮弁，乳頭乳輪移植，鼠径外陰皮膚移植)について詳述した．

広背筋皮弁による乳房温存術後の再建 ………………………………冨田興一ほか　**57**

乳房温存術症例に対して広背筋皮弁再建を行う上で重要なポイントは，欠損部位・量，背部脂肪厚からその適応を見極めることである．

乳腺全摘出後の遊離穿通枝皮弁による
乳房再建についてのアルゴリズム …………………………………佐武利彦ほか　**64**

乳腺全摘出後の遊離穿通枝皮弁での片側乳房再建術に対する皮弁選択方法について，当院でのアルゴリズムと，それぞれの穿通枝皮弁の特徴について述べた．

乳房再建後の合併症と経過観察 ………………………梁　太一・松本綾希子ほか　**74**

人工物と自家組織乳房再建における合併症とその対策．術後経過における人工物の破損を US, MRI で診断する方法について．

ライターズファイル ……………………………… 前付 3
Key words index …………………………… 前付 2
PEPARS　バックナンバー一覧 …………… 88，89
PEPARS　次号予告 ………………………… 90

「PEPARS®」とは Perspective Essential Plastic Aesthetic Reconstructive Surgery の頭文字より構成される造語．

前付 5

好評書籍

カラーアトラス 爪の診療実践ガイド

● 編集　安木　良博（昭和大学／東京都立大塚病院）
　　　　田村　敦志（伊勢崎市民病院）

目で見る本で臨床診断力がアップ！

爪の基本から日常の診療に役立つ処置のテクニック、写真記録の撮り方まで、皮膚科、整形外科、形成外科のエキスパートが豊富な図写真とともに詳述！
必読、必見の一書です！

2016年10月発売　オールカラー
定価（本体価格 7,200円＋税）　B5判　202頁

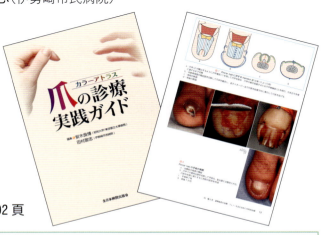

目　次

I章　押さえておきたい爪の基本
＜解　剖＞
1. 爪部の局所解剖

＜十爪十色―特徴を知る―＞
2. 小児の爪の正常と異常
　―成人と比較して診療上知っておくべき諸注意―
3. 中高年の爪に診られる変化
　―履物の影響、生活習慣に関与する変化、ひろく爪と靴の問題を含めて―
4. 手指と足趾の爪の機能的差異と対処の実際
5. 爪の変色と疾患
　―爪部母斑と爪部メラノーマとの鑑別も含めて―

＜必要な検査・撮るべき画像＞
6. 爪部疾患の画像検査
　―X線、CT、エコー、MRI、ダーモスコピー―
7. 爪疾患の写真記録について―解説と注意点―

II章　診療の実際―処置のコツとテクニック―
8. 爪疾患の外用療法
9. 爪真菌症の治療
10. 爪部外傷の対処および手術による再建
11. 爪の切り方を含めたネイル・ケアの実際
12. 腎透析と爪
13. 爪甲剥離症と爪甲層状分裂症などの後天性爪甲異常の病態と対応

＜陥入爪の治療方針に関する debate＞
14. 症例により外科的操作が必要と考える立場から
15. 陥入爪の保存的治療：いかなる場合も保存的治療法のみで、外科的処置は不適と考える立場から

16. 陥入爪、過彎曲爪の治療：フェノール法を含めた外科的治療
17. 爪部の手術療法
18. 爪囲のウイルス感染症
19. 爪囲、爪部の細菌感染症
20. 爪甲肥厚、爪甲鉤彎症の病態と対処

III章　診療に役立つ＋αの知識
21. 悪性腫瘍を含めて爪部腫瘍の対処の実際
　―どういう所見があれば、腫瘍性疾患を考慮するか―

コラム
A. 本邦と欧米諸国での生活習慣の差異が爪に及ぼす影響
B. 爪疾患はどの臨床科に受診すればよいか？
C. ニッパー型爪切りに関する話題

全日本病院出版会
〒113-0033　東京都文京区本郷 3-16-4　Tel:03-5689-5989
http://www.zenniti.com　　　　　　　Fax:03-5689-8030

お求めはお近くの書店または弊社ホームページまで！

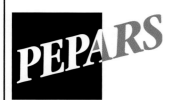

◆特集／ブレスト・サージャリー 実践マニュアル
人工物による乳房再建：
一次二期再建に対するエキスパンダーの留置

寺尾保信[*1]　谷口浩一郎[*2]

Key Words：乳房再建（breast reconstruction），一次再建（immediate reconstruction），二期再建（two-stage reconstruction），乳房インプラント（breast implant），組織拡張器（tissue expander）

Abstract 乳房一次二期再建におけるエキスパンダーの選択では，健側乳房の計測だけでなく乳房形態の特徴をとらえることが重要で，さらに患者の希望や切除状況の評価も必要となる．皮膚の拡張においては projection の選択が特に重要である．留置位置は拡張したい部位を考慮して決定する．乳房下溝が深い症例では対称の位置より尾側に留置しなければならない．術後感染を予防するためには，清潔操作のみならずエキスパンダーの被覆法，ドレーンの留置位置と抜去時期，皮膚壊死への対応などが重要である．エキスパンダーの選択，留置位置，術前デザイン，手術手技，合併症の予防などについて述べる．

はじめに

乳房再建において，エキスパンダー（tissue expander；以下，TE）は乳房切除後に残存する皮膚を拡張するとともにシリコン乳房インプラント（silicone breast implant；以下，SBI）を留置するポケットを作るために用いられる．したがって乳頭乳輪，皮膚の切除を伴う乳房切除後の人工物再建では，TE を用いた二期再建が不可欠となる．乳頭温存皮下乳腺全摘術（nipple sparing mastectomy；以下，NSM）後の再建では一期的に SBI を埋入することが可能だが，TE を用いることで乳頭や皮膚の断端陽性や壊死による追加切除に対応でき，二期再建とすることで正しい SBI の選択や乳房下溝（inframammary fold；以下，IMF）の形成なども容易となる．ここでは TE の選択や留置位置および手術手技について述べる．

乳房再建用 TE

現在保険認可されている乳房再建用 TE（アラガン社製ナトレル® 133）は，SBI に近似したアナトミカル形状で表面に微細な凹凸構造を持つ．これにより有効に皮膚を拡張することができ，軟らかい被膜の形成と TE のずれや回転の予防も期待できる．高さと突出度による 7 種のスタイルにそれぞれ 6 種の幅（サイズ）が用意され，合計 42 種の TE がある．一方，一般用の TE は形状がラウンド型で表面構造が滑らかであるため，乳房再建においては有効な皮膚の拡張や柔らかい被膜の形成が難しく，TE の変位も生じやすい．

TE 選択のための計測と評価

TE を選択するためには，健側乳房の計測だけではなく，乳房の特徴，患者の希望，切除後の状況などを評価する必要がある．ここでは主に健側乳房の増大や縮小を行わずに左右対称の乳房を再建することを前提に述べる．

[*1] Yasunobu TERAO，〒113-8677　東京都文京区本駒込 3-18-22　がん・感染症センター都立駒込病院形成再建外科，部長
[*2] Koichiro TANIGUCHI，同，医員

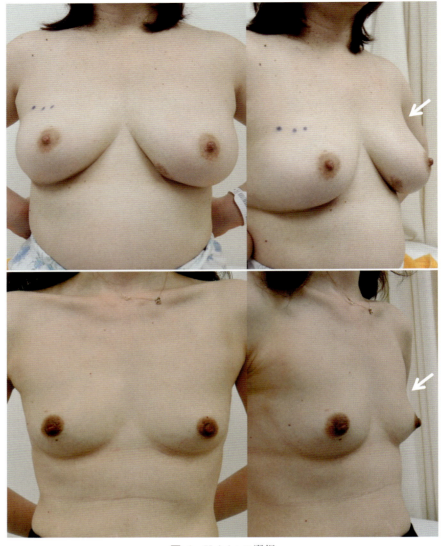

図 1. Height の選択
a：萎縮が少なく張りのある乳房．陥凹点(矢印)の位置が高い．F(M)シリーズの適応
b：頭側が萎縮した乳房．陥凹点(矢印)の位置が低い．L(M)シリーズの適応

1. Height の選択

乳房の高さの計測では上縁の設定が困難である場合が多いが，皮膚を拡張するという TE の目的を考慮すると計測だけでなく乳房マウンドの特徴をとらえることが重要になる[1]．

F シリーズはマウンド頭側の皮膚を拡張したい症例に用いるが，小さい乳房やマウンド頭側が萎縮した乳房などには必要ない．大きく張りのある乳房，両側再建症例などがよい適応となる(図 1)．また，下垂乳房に対応するために TE を尾側に留置する場合(TE 頭側縁が低くなる)，F シリーズを使用することもできる．

M シリーズは最も使いやすいため使用頻度も高い．後に入れる SBI が F シリーズであっても，交換時に大胸筋下を剝離して頭側のスペースを広げることが可能であり，L シリーズの SBI に対しては尾側に留置することで対応できる．

S シリーズはマウンド頭側の皮膚を拡張したくない場合に用いる．乳房頭側が萎縮した症例，頭側の組織が温存された症例などが適している(図 1)．

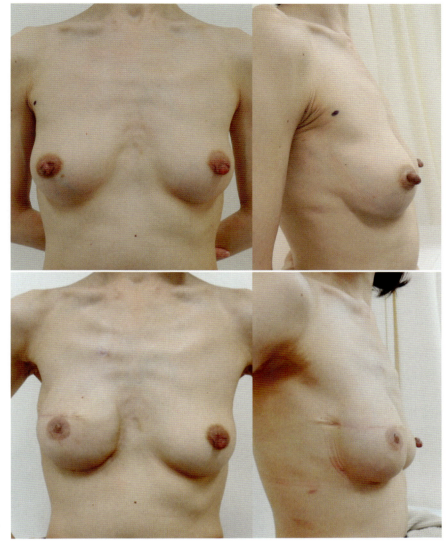

図 2. Projection の選択
 a：右乳癌．計測では幅 11.5 cm, projection 4.5 cm. MV-12 で足りるが，乳頭—
　　IMF 間距離を伸ばすために MX-12 を選択
 b：MF110-225 に入れ換え後 10 か月．乳頭—IMF 間距離が長く，IMF は深い．

2．Projection の選択

　TE の厚さで皮膚を拡張するという TE の原理から考えると，projection の選択は非常に重要になる[1]．乳頭位置での胸壁から乳頭までの距離を計測すべきだが，多くの症例では IMF の位置で皮膚表面から乳頭を通る接線との直線距離で代用することになる．したがって IMF の皮下脂肪が厚い症例では計測値より大きな projection が必要になることに留意しなければならない[1,2]．IMF が深く IMF から乳頭までの距離が長い症例では，厚みの計測値として V シリーズで足りるとしても，伸ばす皮膚の長さとして X シリーズが望ましい場合がある（図 2）．

3．Width の選択

　小さな乳房では内側の皮膚を拡張する必要がないので，内側縁の設定は胸骨外側縁付近（正中から 2 cm 程度外側）とする[1,3]．一方大きな乳房（特に内側の皮下組織が切除される場合）では，正中付近からの計測となる（図 3）．

　外側縁の設定は，筆者は正面像での外側縁とし

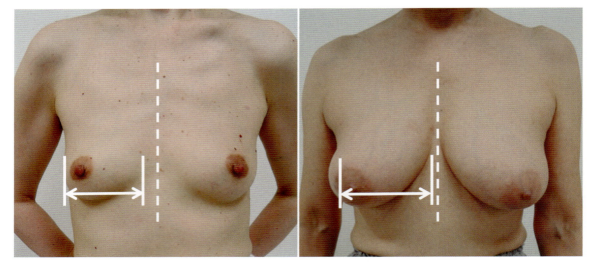

図 3. Width の選択
a：小さい乳房では胸骨外側縁（正中から 2 cm 程度）から正面像での乳房外側縁を計測
b：大きい乳房ではより内側から正面像での乳房外側縁を計測するが，外側に張り出した乳房では外側縁よりやや内側まででよい．

ている．TE は胸壁に沿って留置するため正面像での計測では幅が足りなくなるが，注水により projection が増すことで正面像での幅も広がることになる[3]．乳房外側が大きく張り出した症例では，SBI の幅は左右対称より狭いものが望ましい．そのため TE の外側縁の設定は，正面像での乳房外側縁よりやや内側でよい．

このように小さい乳房では内側縁，大きい乳房では外側縁の設定が難しく，さらに最終的に選択する SBI が左右対称の幅であるべきかという問題もある[1]．しかし，皮膚の拡張には projection がより重要であり，十分皮膚が拡張されていれば TE より大きな幅の SBI に交換することも可能である[1]．

4．TE の最終決定

組織（皮弁裏，内側，頭側の脂肪など）が温存されている場合と積極的に切除された場合では，必要な TE（SBI）は異なる．皮膚が広範に切除され，縫合後の緊張が強くなると projection を低くせざるを得ない場合もある．TE の最終的な選択には切除状況の評価も重要となる．これらは術前に切除医と確認すべきことだが，起こり得る事態を想定して TE を複数用意することも時に必要である．

しかし，予備の TE はあくまで想定外の切除に対応するためのもので，術前に十分な計測と評価を行わずに複数個の TE を発注しても，術中に正しい選択をすることは難しい．

TE 留置の実際

1．術前の説明

術前には TE を留置することで発生し得る合併症（感染，露出，皮膚壊死，術後出血，圧迫感など），抜去の可能性，TE 留置中の下着の問題，外固定の必要性，姿勢制限，MRI 撮影禁忌，航空機搭乗時の保安検査場の問題などを説明する．しかし，患者にとって乳房一次再建は乳癌およびその治療に前向きになるための手段でもある[4]．よい再建を行うための熱意を伝えることも重要である．

2．術前の準備

術前に座位（肥満症例では立位）で肩関節の角度や高さを左右等しくしてデザインを行う．正中線と IMF 最下点での接線は最低限必要となる（図4）．肥満症例以外ではこの 2 本の線の交点は臥位になってもほぼ変化しないので，新たな IMF の位置の指標となる[5]．

多くの症例で両側の乳房の高さ（IMF の位置）が異なる（左側が高位であることが多い）．筆者は，乳房が大きく IMF が深い症例に対しては，再建側が高位である場合は術前と同じ位置に再建し，低位である場合は健側の位置に合わせて（術前よ

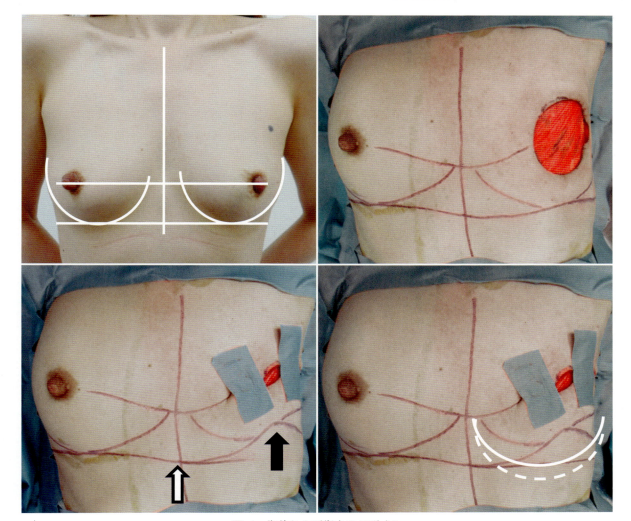

図 4. 術前および術中のデザイン
a：術前デザイン．正中と両側 IMF およびその接線，乳頭の高さをマーキング
b：切除後（皮膚切除の上下径 6 cm）
c：創を仮固定．IMF のマーキングが頭側に移動（黒矢印）．健側の IMF も変位しているが，正中線との交点は変わらない（白矢印）．
d：正中線との交点（健側の IMF ではなく）を参考に新たに IMF をマーキング（実線）．IMF が深い症例では IMF のマーキングよりさらに尾側に TE を留置する（破線）．

り高い位置に）再建している．SBI で再建した乳房は可動性に制限があるため，再建側が低いと下着がフィットしにくいからである．

3．再建の準備

一次再建では術野が長時間露出するので，切除手術の終了後に洗浄とドレープの交換（追加）を行い，手術器具も全て取り替える．

再建の前に，まず乳房切除術後の皮膚（NSM では乳頭乳輪）の血流の評価を行う．筆者らは ICG 造影を行い，全く染色されない創縁は術中にデブリードマンを行っている．遅れて染まる部位や裏面に真皮が露出しているなど血流に不安がある部位は，大胸筋や前鋸筋で TE を被覆し，皮下に TE を露出させないことが重要である．

4．TE 留置位置（IMF 位置）の決定

皮膚を上下方向に幅広く切除された後では，創の閉鎖により本来の IMF は頭側に変位する．この状況で皮膚を拡張しても IMF は元の位置に戻らず，より尾側の皮膚で IMF を形成することになる（図 4）．

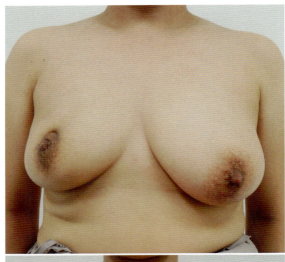
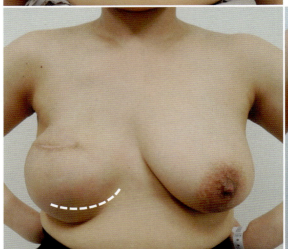
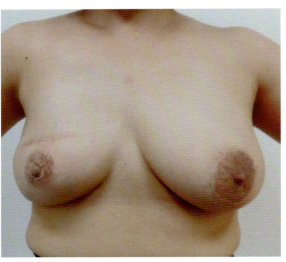

図 5.
IMF が深い(下垂)症例
　a：右乳癌，術前の状態(部分切除後)
　b：MX13 を尾側に留置し，点線部分で腹直筋前鞘を切開．これにより IMF 周囲の皮膚が柔らかく拡張(500 cc 注入)
　c：MX135-445 への交換，IMF 形成，乳頭再建および左固定術施行．術後 1 年 3 か月の状態(体重増加で健側乳房増大)

　まず，創を仮縫合(あるいはテープ固定)した状態で術前のマーキングを参考に新たな IMF の位置を決定する[5]．IMF が深く大きな乳房では IMF の位置より 1〜2 cm 尾側を TE の下縁とし，皮膚にマーキングする．IMF 周囲の皮膚を十分拡張することで，SBI への入れ替え手術で深い IMF を形成することができる(図 5)[6]．留置位置の上縁は下縁から TE の高さを計測して大胸筋上にマーキングする．
　NSM では TE 下縁は術前の IMF のマーキングの位置を基本とするが，IMF の組織が切除されている場合は，筆者はそのまま尾側に留置して二期手術で IMF を再建している．

5．大胸筋の剝離

　手術ではまず大胸筋外側縁から大胸筋下の剝離を行う．頭側は大胸筋上のマーキングまでとする．頭側への余分な剝離は TE の頭側変位の原因となるので避けなければならない．
　内側の剝離は胸骨外側縁までを基本とするが，乳房が大きい症例で内側の組織が正中付近まで切除されている場合は，剝離をさらに内側に進めてもよい．ただしこの場合，大胸筋胸肋部が切離されることになり，TE は皮下に露出する．内側の剝離を胸骨外側縁までとした場合は，必要に応じて SBI への交換時に剝離を加える[1)3)]．
　尾側は前述のマーキング部位まで弧状に剝離する．IMF 付近の組織が温存されている症例では，大胸筋から腹直筋前鞘の連続性を維持したまま剝離が可能だが，マウンド尾側の皮膚を大きく拡張したい場合は腹直筋前鞘を切開するとよい(図

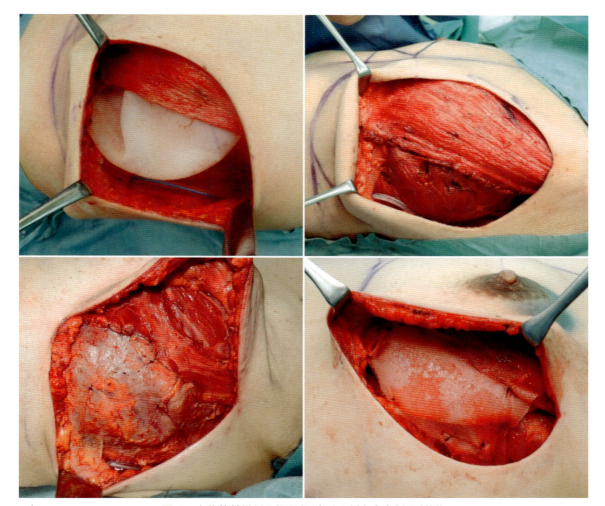

図 6. 大胸筋外尾側の処理（写真は 4 例とも右側が頭側）
a：皮弁の脂肪が厚いため，TE は皮下に露出したままとした．
b：皮弁が薄いため，前鋸筋弁で被覆
c：皮弁は厚いが，TE の外側変位予防と大胸筋牽引のために前鋸筋筋膜弁で被覆（NSM 症例）
d：皮弁は厚いが，TE の外側変位予防と大胸筋牽引のためにバイクリル®メッシュを使用（NSM 症例）

5）．一方，IMF より尾側まで組織が切除されていると，症例によっては大胸筋尾側の剝離操作により大胸筋胸肋部および腹部が切離されてしまう．このような場合は，切り離された大胸筋尾側縁と皮膚の間でボルスター固定を行うか，バイクリル®メッシュなどを用いて胸壁に固定する．

6．前鋸筋（筋膜）弁の挙上

TE の外尾側は大胸筋で被覆することができない．この部位の皮弁が厚い症例では TE が皮下に露出しても問題ないが，皮弁が薄い症例や外側切開の NSM，術後放射線治療を行う可能性が高い症例では，前鋸筋弁（全層，分層）でこの部位を被覆することが望ましい[7]．前鋸筋弁により TE の拡張が制限されないよう十分大きなスペースを作ることが重要である．TE の外側変位の予防目的であれば，前鋸筋筋膜弁やバイクリル®メッシュによる TE 外尾側の被覆でも対応できる（図 6）．

7．ドレーンと TE の留置

腋窩郭清施行後だけでなくセンチネルリンパ節生検であっても，術後リンパ漏により腋窩のド

レーンの留置が遷延することがある．ドレーンの長期留置は感染のリスクとなる．したがって筆者らはTE周囲と腋窩および側胸部のドレーンを分けて留置している．1本は大胸筋下(TE周囲)から大胸筋内側で大胸筋上(前胸部皮下)に貫通させ，もう1本は側胸部から腋窩に留置し，それぞれ別のバッグに接続している．前者のドレーンは3日以内の抜去を原則としている．

TE留置の前に止血と洗浄を十分行う．筆者らは収縮期血圧を通常血圧以上に昇圧した状況で止血を行っている．TE留置の直前の清潔操作(再消毒，再ドレーピングなど)は施設により程度は異なるが，当院では手袋の交換のみ行っている．

TEの使用説明書では，「TEに生理食塩水を注入して破損がないことを確認した後に生理食塩水と空気を吸引する」となっている．挿入時に少量の生理食塩水を注入しておくことでTEを折り畳まずに留置できる．切開創が小さい場合はTE尾側を折り畳んで挿入するが，挿入後に徒手的に折れ曲がりを解除し，TE底面を誘導して位置を決定することが大切である．閉創後に皮膚の緊張が過度にならない程度に生理食塩水を追加注入しておく．

TEの拡張

術中の注入が足りない(皮膚に余裕が残っている)場合は早期に注入するが，それ以上の注水は術後1か月程度，創の状態や術後の疼痛が落ち着くのを待ってから行う．複数回の注水が必要な場合は3～4週の間隔で皮膚の緊張，疼痛や圧迫感などを観察しながら健側より大きくなるまで(拡張したい部位が十分拡張するまで)注入する[8]．TE自体の容量が50～80 cc程度あることも留意しておく(注入量＋TE容量＝総容量)．

TE留置期間は上肢の運動制限は必要ないが，必要に応じて圧迫帯などによりTEの頭側変位を予防し，うつ伏せなどの直接的な強い負荷を避ける．またTEは金属部品を含むためMRIの撮影は禁忌である．

TEの頭側変位

TEは主に乳房マウンド尾側の皮膚を拡張するために使用するため，頭側に変位してはその役割を果たさない．TEの頭側変位が生じた場合，小さな乳房であればSBIへの交換時に尾側を剥離することで対応可能だが，大きな乳房では尾側が平坦な印象になるだけでなく，SBIの頭側変位の原因となる[9)10)]．また乳房の大きさに関わらず深いIMFを再現し維持することは不可能である[6]．

頭側変位に対しては，よりよい再建のためには再手術で位置を修正すべきだが，患者の心理，乳癌術後治療などの問題から再手術を行うことは慎重を要す．

TEの感染とその対応

当院ではTEをナトレル® 133に変更後は感染率が低下した(2014～2016年：人工物による一次二期再建301例中，感染による抜去1例，露出による抜去2例)．しかし，一次再建では感染の遷延は術後治療の開始遅延の要因となるため，感染が確定したら速やかにTEを抜去すべきと考える．

TEの感染の原因は術中の汚染とドレナージ不良，皮膚の壊死などである．切除手術後の洗浄と再ドレーピング，TE挿入前の止血と洗浄，TE挿入術の時間短縮などが感染予防として重要である．さらに皮膚壊死部のデブリードマン(術中，術後)，ドレーンの留置部位と抜去時期にも留意する．術後の漿液腫やリンパ漏は，外来診察でエコーガイド下に穿刺する．人工物の再建では，術後の穿刺とSBIの経過観察のために，外来診察室における超音波診断機器の設備は不可欠である．

まとめ

TEは後に留置するSBIを想定して選択するものであるが，必ずしも健側と同じ位置で同じ大きさに拡張するものではない．理想のSBIを理想の位置に挿入するために，残存皮膚を有効に拡張することを考慮してTEの種類と留置位置を決定し

なければならない.

参考文献

1) 寺尾保信ほか：人工物による乳房再建：組織拡張器から乳房インプラントへの入れ替え時の問題点. Oncoplastic Breast Surgery. **1**：75-81, 2016.

2) 冨田祥一ほか：乳房再建における乳房インプラント選択に影響する要因. 形成外科. **56**：849-856, 2013.

3) 矢島和宜ほか：【乳房インプラント再建のコツ】人工物を用いた immediate secondary reconstruction（一次二期再建）の有用性. 形成外科. **58**：133-145, 2015.

4) 寺尾保信ほか：乳房再建に関する患者アンケート調査からの検討 再建する理由としない理由. 形成外科. **56**：645-652, 2013.

5) 矢島和宜ほか：【乳房再建術 update】ティッシュエキスパンダーおよびシリコンインプラントを用いた一次二期乳房再建術の要点とピットフォール. PEPARS. **84**：1-16, 2013.

6) Terao, Y., et al.：A new method for inframammary fold recreation using a barbed suture. Aesthet Plast Surg. **39**：379-385, 2015.

7) 前田拓摩ほか：乳癌切除後の一次再建における安全なティッシュエキスパンダー挿入法の検討―muscular pocket 法. 形成外科. **54**：1147-1154, 2011.

8) 岩平佳子：【乳癌切除後の乳房再建―乳房インプラント vs 皮弁再建】Tissue expander と乳房インプラントによる二次再建. 形成外科. **52**：657-665, 2009.

9) 岩平佳子：ティッシュエキスパンダーと乳房インプラントを併用した乳房再建術. 形成外科. **54**：649-658, 2011.

10) 寺尾保信ほか：【乳房インプラント再建のコツ】コヒーシブシリコンインプラントによる乳房再建 長期経過から見た問題点と対策. 形成外科. **58**：147-155, 2015.

好評書籍

複合性局所疼痛症候群（CRPS）をもっと知ろう
―病態・診断・治療から後遺障害診断まで―

編集　堀内行雄（川崎市病院事業管理者）

日常診療で鑑別に頭を悩ませたことはありませんか？

治療に難渋する「痛み」を伴う CRPS の"今"をわかりやすくまとめました．診断や治療にとどまらず，後遺障害診断や類似疾患まで網羅！早期診断・早期治療のための必読書です！！

オールカラー　B5判　130頁　定価（本体価格　4,500円＋税）

<目次>
I．病　態
　CRPS：疾患概念の変遷と最新の研究動向
II．診　断
　CRPS 診断の実際―判定指標と診療方針の概論―
　CRPS の画像診断―BMD 計測および MRS による診断―
III．治　療
　早期 CRPS の考え方とその対策―超早期ステロイド療法の実際を含めて―
　CRPS 様症状を訴える患者への精神科的アプローチ―鑑別診断も含めて―
　CRPS の薬物療法―病状，病期による薬物の選択―
　CRPS に対する漢方治療の実際
　CRPS のペインクリニックにおける治療―早期治療と慢性疼痛対策―
　温冷交代浴の理論と実際
　CRPS に対するリハビリテーションの実際
　CRPS type II の手術療法
　CRPS に対する手術治療―病態別治療と生体内再生治療―
IV．後遺障害
　CRPS の後遺障害診断―留意点とアドバイス―
V．関連・類似疾患
　採血による末梢神経損傷と CRPS
　ジストニアの診断と治療
　線維筋痛症（機能性疼痛・中枢機能障害性疼痛）の診断と治療，診断書記載

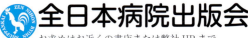

全日本病院出版会　〒113-0033　東京都文京区本郷 3-16-4　Tel:03-5689-5989
http://www.zenniti.com　　Fax:03-5689-8030

お求めはお近くの書店または弊社 HP まで

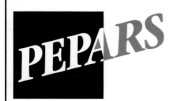

◆特集/ブレスト・サージャリー 実践マニュアル

人工物による乳房再建：
二次二期的再建におけるエキスパンダーの留置

淺野　裕子*

Key Words: 二期的乳房再建(two-stage breast reconstruction), ナトレル®133 ティッシュ・エキスパンダー(Natrelle® 133 tissue expander), 乳房皮膚温存乳腺全摘術(skin-sparing mastectomy), 乳頭乳輪温存乳腺全摘術(nipple-sparing mastectomy)

Abstract 2012年以降に国内で薬事承認を受けた乳房再建用皮膚拡張器を用いた二次再建における挿入術について、適応、術前計画、手術手技、術後管理などを述べる。患者の治療歴を知った上で、乳癌手術時における皮膚などの組織欠損の大きさを推測して再建計画を立てる。使用するエキスパンダーの形状とサイズを選択する際は、健側乳房の豊胸や縮小術などの希望の有無を確認し、次に使用するブレスト・インプラントのサイズをある程度決めた上で選ぶようにする。出血や感染などの合併症は最終的な再建乳房の整容性に重大な影響を及ぼす。人工物を取り扱う手術であるため、術者だけでなく手術に関わるスタッフ全員が清潔操作の重要性を共有することが必要である。合併症率が高くなる照射後の症例については慎重な計画の元に行うようにする。

はじめに

2013年7月以降，ゲル充填人工乳房(ナトレル®ブレスト・インプラント)，乳房用皮膚拡張器(ナトレル®133 ティッシュ・エキスパンダー)を使用した乳房再建術が保険診療の対象となり，一次再建症例だけでなく二次再建症例も増加してきた．乳癌に対する外科治療法の選択肢が増加してきたため，それに伴う術後の変形も多様化した．1990年代に主流であった胸筋温存乳房切除術に加え，最近では乳房皮膚や乳頭乳輪を温存した乳腺全摘術(skin-sparing mastectomy[SSM]ならびにnipple-sparing mastectomy[NSM])が行われるようになり，腋窩郭清の有無，照射の有無なども考慮してそれぞれの症例に合わせて乳房再建の計画を立てる必要がある．本稿では二次再建における皮膚拡張器(以下，エキスパンダー)挿入術の術前計画，術中操作，合併症などについて述べる．

* Yuko ASANO, 〒296-8602 鴨川市東町929 亀田総合病院乳腺センター乳房再建外科, 部長

術前計画

1. 適　応

薬事承認された乳房再建に用いるエキスパンダーを使用する使用基準(ガイドライン)の中で、二次再建の適応は以下となっている[1]．

「大胸筋が残存している症例．放射線照射により皮膚の血行や弾力性が障害されていないこと．」

さらに乳癌の再発や残存を認める症例，ペースメーカーなど磁力の影響を受ける金属が装着されている症例など，除外基準が設けられている．これらに加えて肥満，喫煙，糖尿病など外科的リスクが大きい症例なども，乳房再建の治療計画を立てる上で慎重な検討が必要と思われる[2]．

実際の外来診療の場において，二次再建希望の患者の中には乳癌手術を10年以上前に受けている者もいる．乳腺科主治医の紹介状や乳癌手術記録などを持参している場合は，元の乳癌手術時における皮膚切除の大きさや切除された組織を推測できるため乳房再建の計画を立てやすい．すでに乳腺科の通院が終了している患者で診療情報提供

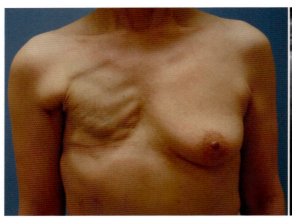
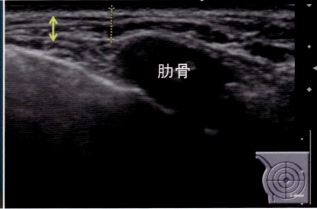

図 1.
a：12 年前に右乳癌に対して乳房切除と腋窩郭清が行われている．再建を希望して来院した時の所見
b：乳癌手術時の詳細が不明のため，超音波検査で，大胸筋（黄色矢印で示した層）が非常に薄くなっているが温存されていることを確認した．

書を得られない場合は，対側乳房も含め現在再発，転移がないかをまず確認する必要がある．非定型乳房切除術であれば大胸筋は温存されているが，筋膜が切除されている症例や筋体の一部が切除されていて筋肉の萎縮や胸壁変形をきたしている場合もある．超音波検査で大胸筋が温存されていることの確認は可能である（図 1）．放射線照射を受けている症例の人工物による二次再建については，術後の合併症や整容性の問題点[3)4)]について十分に説明し，患者の理解が得られてから慎重な計画を立てることが必要と思われる．

2．エキスパンダーの選択

乳房再建用のナトレル® 133 ティッシュ・エキスパンダーには 3 種類の形状（しずく，半月ならびにクロワッサン形状）があり，7 種類のスタイルに分けられている（図 2）．各々のスタイルに容量の異なるサイズ（150〜950 cm³）がある．表面がテクスチャード加工されているためザラザラしており，生理食塩水注入部がシェル上にある一体型エキスパンダーである．サイズの決定には，乳房の横幅，高さ，厚さ（突出度）の計測値を参考に，乳房エキスパンダーの横・高さ・厚さ（projection）の組み合わせで適したものを選択する．患者の乳房を計測する際，その横幅の計測が他に比べて容易なため，まずエキスパンダーの横幅を決めると

よい．次に projection がスタイル MV と MX のどちらが適しているか検討し，下垂乳房で尾側を十分に拡張したい症例ではスタイル SX が選択肢の 1 つに入る．次の再建術に人工物法を予定している症例では，入れ替えるブレスト・インプラントのサイズと形状もこの段階である程度は決めて，エキスパンダーを選択することになる．また健側乳房の豊胸術や縮小術の希望の有無も最初に確認し，患者が頭にイメージしている「仕上がり」を術者が知っておく必要である．

3．術前のデザイン

皮膚切開の選択肢として，乳癌手術時の瘢痕を利用するほか，腋窩に近い乳房外側や乳房下溝に新しく切開を行う場合がある．最近の症例の中には，乳癌手術が SSM または NSM 法で，腋窩や乳輪縁の瘢痕は短く利用できない場合があるため，筆者は乳房下溝に新しい切開を行っている．術前に座位または立位でマーキングをしておく．特に乳房下溝線は乳房に沿った曲線のラインと直線のラインの両方を描いておくと，手術中に仰臥位になった時にも参考になる．尾側の剥離範囲について従来のスムースタイプのエキスパンダーでは対側の乳房下溝より 2 cm 程度下げるように言われていたが，テクスチャードタイプでは術後の位置移動が少ないため[5)]，対側乳房下溝と同じ高さに

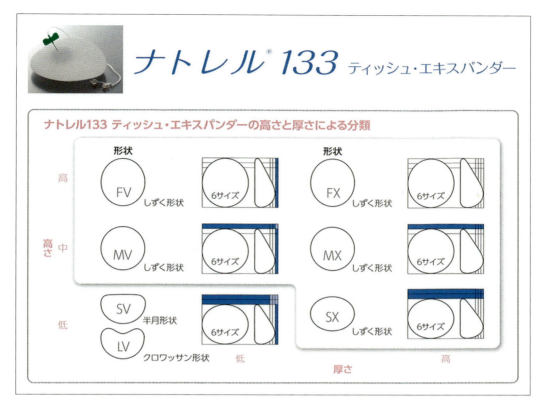

図 2.
乳房用の皮膚拡張器「ナトレル® 133 ティッシュ・エキスパンダー」は3種類の形状と7種類のスタイルに分けられている．（アラガン・ジャパン株式会社より写真提供）

マーキングする．ただし手術時に仰臥位になるとこのマーキングはやや頭側に寄るため，術中のポケット作成においては尾側の剥離が不十分にならないように気をつける．

手術と術後管理

1．手術手技

術中の体位は左右が対称になるように両腕を横に出し，左右の乳房を消毒できるように準備しておく．また術中に座位をとることのできる手術台を使用することが望ましい．二次再建でエキスパンダーを挿入する場合も一次再建と同様に原則として大胸筋下にポケットを作成するが，外側では残された皮下組織の厚さによって前鋸筋上に挿入する場合もある．二次再建では乳癌手術の影響で大胸筋が萎縮し走行も通常と異なり同定しにくい場合があるので，大胸筋と小胸筋との間の層に到達するまで慎重に電気メスで剥離する．ポケット作成が終了して止血操作に移る際，麻酔科医に入室時の血圧まで戻してもらい，確実な止血を行う（図 3-a）．

エキスパンダーの準備は別の新しい器械台で行う．翼状針と注射器で中の空気を完全に抜いてから生理食塩水を注入して，破損のないことを確認する（図 3-b）．この際生理食塩水をピオクタニン色素で薄く着色しておくと，後日追加注入を行う際，逆流してきた液体の色で，針が正しく刺さっていることを容易に確認できる．万が一，術中にエキスパンダーが破損していた場合もドレーンから着色された液体が引けてくるため，すぐに対処できる．

2リットル程度の温めた生食で十分に洗浄し，術野をもう一度消毒してからドレーンの留置とエキスパンダーを挿入する．このエキスパンダーは方向を示すマークが付いていないため，小さい切開創から挿入する場合にはエキスパンダーの向き

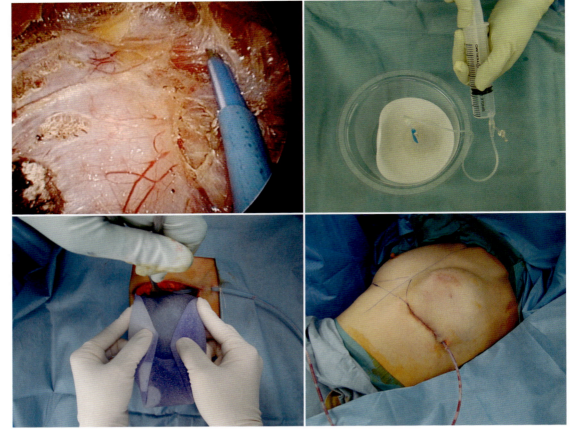

図 3. 術中所見
a：大胸筋下にポケットを作成しているところ．確実な止血を行う（内視鏡モニター所見）．
b：清潔な台の上でエキスパンダーの準備をする．まず空気を抜いてから生理食塩水の注入を行う．
c：100 m*l* の生理食塩水を注入した状態で，エキスパンダーの向きに留意して乳房下溝の創から挿入しているところ
d：閉創時に手術台を起こして半座位にしている．

a	b
c	d

に留意する（図 3-c）．100 m*l* 程度の注入をした状態でポケット内に挿入する方が，折れ曲がりを防いで正しい向きに挿入されていることがわかりやすい．閉創前に手術台を起こすことが可能であれば，座位にした状態でエキスパンダーの位置と向きを確認する（図 3-d）．閉創後にもう一度皮膚の上から翼状針を刺して追加注入を行い，注入部位と針の刺入する深さ（組織の厚さ）を確認している．手術時の注入量は皮膚の緊張などを考慮して決めるが，術後出血の予防のためにはある程度拡張した状態にしておいた方がよい．照射後の再建でなければ，推奨注入容量の半量以上は手術中に入れている．

手術操作で最も重要なことは出血と感染に対する配慮である．人工物を使用する手術であるため，「室内への人の出入りをできるだけ少なくする」，「手術中は手袋を頻繁に交換する」など，術者のみならず手術に関わる全てのスタッフが清潔操作を心掛けるようにする．

2．術後管理

術後はガーゼや綿などを置いてバストバンドなどで圧迫する．術後に観察する項目は皮膚血流の状態，ドレーン量である．ドレーンの内容液が血性で術直後から 24 時間目までに 200 m*l* を超える量の場合は，病棟で生理食塩水を 30〜50 m*l* 程度追加している．ドレーンの抜去時期の目安は排液

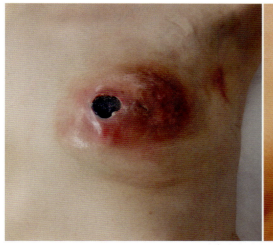 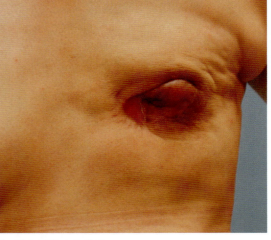

a | b　　　　　　　　図 4. エキスパンダー挿入術後の合併症
　a：左 SSM と 1 次エキスパンダー挿入術の 2 か月後．感染によりエキスパンダーが露出した．
　b：エキスパンダーの抜去時に皮膚のデブリードマンも必要になり，最終的に皮膚欠損部は潰瘍瘢痕として治癒した．

量とその性状によって決める．当院では 1 日あたりの量が 50 m*l* 以下で漿液性であれば抜去の基準とし，ほとんどの症例で術後 5〜7 日目に抜去している．抗生剤については術前を含めた 48 時間は静注で，その後 3〜4 日間は内服投与としているが，そのプロトコールと感染の発症率は報告によってバラつきが大きいようである[6]．

退院時はエキスパンダーの頭側偏位を防ぐために，エキスパンダーの頭側をバンドで圧迫させている[7]．エキスパンダー挿入中はワイヤー入りの下着の着用は避けた方がよい．手術後 1 か月目からスポーツを許可している．

3．エキスパンダーの拡張

同梱されているマグナ・ファインダー（磁石）で注入部を探して生理食塩水を注入する．皮膚の緊張と色調，また疼痛の訴えなどを目安に 1 回の注入量と間隔を決める．乳癌手術が SSM または NSM の症例では皮膚欠損がないため，術中にエキスパンダー容量の 50％ 以上の注入をしておき，その後は 1 回あたり 50〜80 m*l* ぐらいを注入して術後 1〜2 か月目には拡張を終了させている．一方で，照射後の二次再建では拡張のスピードは遅く慎重にしている．次の手術でインプラントに入れ替える場合は，伸展期間は 6 か月以上とし，最終拡張量は対側乳房の 1，2 割増しを目安にする．照射を受けている症例の人工物による乳房再建については，リスクや整容性の問題点について十分に説明し，患者の理解が得られてから慎重な計画を立てることが必要と思われる[6)7]．

以上の手術操作や術後管理については，筆者が当院で行っている方法について記した．細かい点は各施設や術者によって異なると思われるが，合併症を減らすためには標準化することが重要と考えている．手術室でも病棟でも毎回決められた手順に従って行うことで，合併症が続いた時にどの時点での問題だったのかを推測することが容易になる．

合併症

エキスパンダー挿入術の合併症には血腫，セローマ，感染，露出などがある．今回保険承認された乳房用エキスパンダーと同じ製品（INAMED Style 133）を使用した合併症について国内外から多くの報告がある[8)〜10)]．皮膚の発赤や熱感から感染を疑う場合，抗生剤の投与や洗浄で保存的に軽快する場合もあるが，感染により皮膚の欠損や瘢痕が大きくなると，再建方法の選択肢が減ってしまうため注意が必要である（図 4）．皮膚からエキ

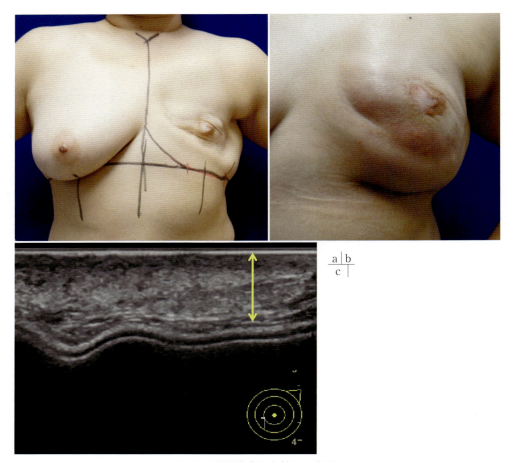

図 5. 脂肪織炎を合併した症例
a：左皮下乳腺全摘＋腋窩郭清術後の症例．左乳房下溝からエキスパンダーを挿入するデザインを行った．
b：エキスパンダー(J133MV15)挿入術後の1か月目．尾側の皮膚に発赤を認めたが，採血結果は CRP 0.96 mg/dl，白血球数 8,100 であった．
c：同時期のエコー所見．矢印で示した皮下脂肪層が高エコー域に描出され，脂肪織炎と判断した．

スパンダーが露出してしまう前に抜去するということが重要で，そのタイミングを見極めることは実際には難しい．

感染との鑑別が必要な状態に，脂肪織炎がある．術後1か月目前後に皮膚の発赤を認めるも，採血結果では炎症所見に乏しいという場合に，超音波検査をするとよい．脂肪層が健側乳房の脂肪層に比べて高エコー域として描出される．脂肪織炎と判断できたら，経過観察とする(図5)．

症　例

二次再建の中で，最近増加してきた皮下乳腺全摘後のエキスパンダー挿入術について実際の症例を紹介する．

症例1（図6）：44歳

右乳癌（T1cN0M0 stage 1）に対して，6年前に右腋窩と乳輪上縁の2か所の皮膚切開から乳腺全摘が施行されている．エキスパンダーとインプラントを用いた二期的再建を計画した．腋窩の瘢痕を利用してエキスパンダー挿入を行った．乳房の内側・尾側領域の胸筋下剝離は内視鏡補助下に行った．その後8か月後に同じ瘢痕から乳房インプラントへ入れ替えた．

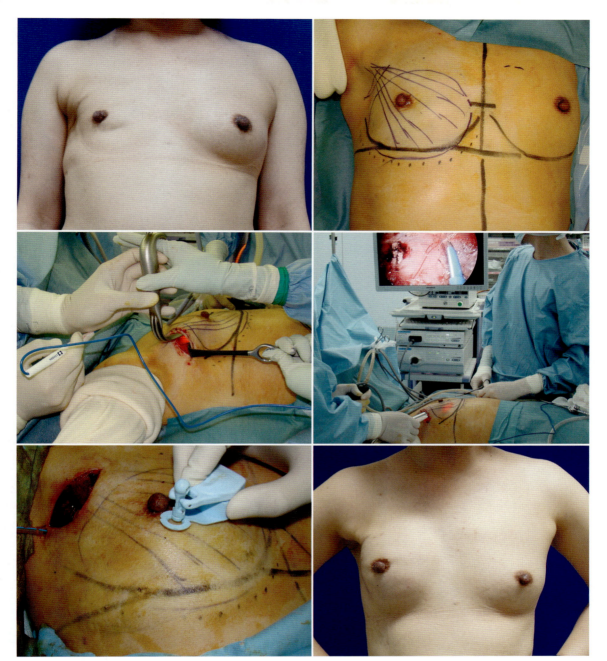

a	b
c	d
e	f

図 6. 症例 1：44 歳，右乳癌（T1cN0M0 stage 1）
a：右 NSM＋センチネルリンパ節生検術後の 6 年目．右腋窩と乳輪上縁に瘢痕を認めた．
b：右腋窩の瘢痕を利用してエキスパンダーを挿入するデザインを行った．
c：皮膚切開後にライト付き筋鈎を用いて大胸筋外側縁を同定し，小胸筋との間を剝離していく．
d：皮膚切開創より遠方の剝離操作は内視鏡補助下に行った．
e：閉創前にエキスパンダーに生理食塩水を入れて位置と向きを確認する．
f：エキスパンダー（J133MV12）挿入術後の 1 か月目．200 ml の拡張中

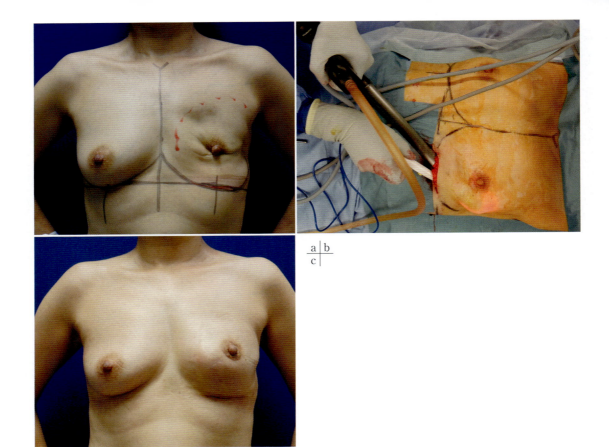

図 7. 症例 2：49 歳，左乳癌(T1cN0M0 stage 1)
a：左 NSM＋センチネルリンパ節生検術後の 18 か月目．左腋窩と乳輪下縁に瘢痕を認めるが短く目立たないため，新たに左乳房下溝に 6 cm の皮膚切開を行った．
b：創が短いため，大胸筋下の剝離を内視鏡補助下に行っている．
c：エキスパンダー(J133MX13)挿入術後の 1 か月目．250 ml の拡張中

症例 2（図 7）：49 歳
　左乳癌(T1cN0M0 stage 1)に対して，左腋窩と乳輪下縁の 2 か所の皮膚切開から乳腺全摘が施行されている．どちらの瘢痕も短く目立たないため，新たに左乳房下溝の切開を行ってエキスパンダーの挿入を行った．エキスパンダーは良好な位置に挿入されているが，温存された左乳頭乳輪の位置が頭側に偏位している問題点が残った．

まとめ

　二期的乳房再建におけるエキスパンダー留置は，再建乳房の最終的な整容性に大きな影響を与える．二次再建の場合は，「喪失した乳房を戻してもらえる」という患者の期待感が大きい．術前計画を立てるところから時間をかけて患者と向き合い，また手術においては出血や感染など回避できる合併症を起こさないことに全力を注いで，患者の期待に応えることが必要と考えている．

参考文献

1) 乳癌および乳腺腫瘍術後の乳房再建を目的としたゲル充填人工乳房および皮膚拡張器に関する使用要件基準（日本乳房オンコプラステイックサージャリー学会ガイドライン）
2) Francis, S. H., et al.：Independent risk factors for infection in tissue expander breast reconstruction. Plast Reconstr Surg. 124：1790-1796, 2009.
3) 岩平佳子：放射線照射例に対する人工物による乳房再建の検討．日形会誌．29：337-346，2009．
4) Hirsch, E. M., et al.：Outcomes of tissue expander/implant breast reconstruction in the setting of

preconstruction radiation. Plast Reconstr Surg. **129**：354-361, 2012.

5) Maxwell, G. P., et al.：Eighty-four consecutive breast reconstructions using a textured silicone tissue expander. Plast Reconstr Surg. **89**：1022-1024, 1992.

6) Phillips, B. T., et al.：A systematic review of antibiotic use and infection in breast reconstruction：What is the evidence?. Plast Reconstr Surg. **131**：1-13, 2013.

7) 淺野裕子ほか：【再建部位別にみたティッシュ・エキスパンション法のコツ】再建部位別にみたティッシュ・エキスパンション法のコツ. 形成外科. **57**：615-624, 2014.

8) 岩平佳子ほか：注入ポート一体型テクスチャードタイプ・ティッシュエキスパンダーによる乳房再建. 日形会誌. **24**：771-778, 2004.

9) Cordeiro, P. G., et al.：A single surgeon's 12-year experience with tissue expander/implant breast reconstruction：part Ⅱ. An analysis of long-term complications, aesthetic outcomes, and patient satisfaction. Plast Reconstr Surg. **118**：832-839, 2006.

10) Singh, N., et al.：Immediate 1-stage vs. tissue expander postmastectomy implant breast reconstructions：a retrospective real-world comparison over 18 months. J Plast Reconstr Aesthet Surg. **65**：917-923, 2012.

好評書籍

超アトラス 眼瞼手術
―眼科・形成外科の考えるポイント―

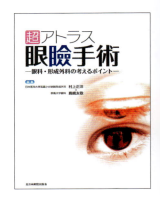

編集　日本医科大学武蔵小杉病院形成外科　村上正洋
　　　群馬大学眼科　鹿嶋友敬

B5判／オールカラー／258頁／定価　本体9,800円＋税
2014年10月発行

形成外科と眼科のコラボレーションを目指す，意欲的なアトラスが登場！眼瞼手術の基本・準備から，部位別・疾患別の術式までを盛り込んだ充実の内容．計786枚の図を用いたビジュアルな解説で，実際の手技がイメージしやすく，眼形成の初学者にも熟練者にも，必ず役立つ1冊です．

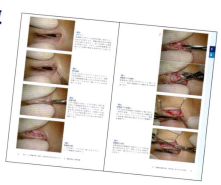

目次

I　手術前の[基本][準備]編―すべては患者満足のために―
- A　まずは知っておくべき「眼」の基本
    ―眼科医の視点から―
- B　おさえておきたい眼瞼手術の基本・準備のポイント
    ―形成外科医の視点から―
- C　高齢者の眼瞼手術における整容的ポイント
    ―患者満足度を上げるために―
- D　眼瞼手術に必要な解剖
- E　眼瞼形成外科手術に必要な神経生理

II　眼瞼手術の[実践]編
- A　上眼瞼の睫毛内反
    - 上眼瞼の睫毛内反とは
    - 埋没縫合法
    - 切開法(Hotz変法)
- B　下眼瞼の睫毛内反
    - 下眼瞼の睫毛内反とは
    - 若年者における埋没法
    - 若年者におけるHotz変法
    - 退行性睫毛内反に対するHotz変法(anterior lamellar repositioning)
    - Lid margin split法
    - 牽引筋腱膜の切離を加えたHotz変法
    - 内眥形成
- C　下眼瞼内反
    - 下眼瞼内反とは
    - 牽引筋腱膜縫着術(Jones変法)
    - 眼輪筋短縮術(Wheeler-Hisatomi法)
    - Lower eyelid retractors' advancement (LER advancement)
    - 牽引筋腱膜縫着術と眼輪筋短縮術を併用した下眼瞼内反手術

- D　睫毛乱生・睫毛重生
    - 睫毛乱生・睫毛重生とは
    - 電気分解法
    - 毛根除去法
    - Anterior lamellar resection(眼瞼前葉切除)
- E　上眼瞼下垂
    - 上眼瞼下垂とは
    - Aponeurosisを利用した眼瞼下垂手術
    - Muller tuck法(原法)
    - CO_2レーザーを使用した眼瞼下垂手術(extended Muller tuck 宮田法)
    - Aponeurosisとミュラー筋(挙筋腱膜群)を利用した眼瞼下垂手術
    - 眼窩隔膜を利用した眼瞼下垂手術(松尾法)
    - 若年者に対する人工素材による吊り上げ術
    - 退行性変化に対する筋膜による吊り上げ術
    - Aponeurosisの前転とミュラー筋タッキングを併用した眼瞼下垂手術
- F　皮膚弛緩
    - 上眼瞼皮膚弛緩とは
    - 重瞼部切開(眼科的立場から)
    - 重瞼部切除(形成外科的立場から)
    - 眉毛下皮膚切除術
- G　眼瞼外反
    - 下眼瞼外反とは
    - Lateral tarsal strip
    - Kuhnt-Szymanowski Smith変法
    - Lazy T & Transcanthal Canthopexy

コラム
- 眼科医と形成外科医のキャッチボール

全日本病院出版会
〒113-0033　東京都文京区本郷3-16-4
http://www.zenniti.com
Tel:03-5689-5989
Fax:03-5689-8030

お求めはお近くの書店または弊社ホームページまで！

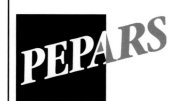

◆特集／ブレスト・サージャリー 実践マニュアル
脂肪移植の乳房再建への応用

宇田　宏一*

Key Words：脂肪移植(fat graft)，乳房再建(breast reconstruction)，修正手術(touch-up surgery)，手術手技(surgical procedure)，適応(indication)

Abstract　乳房再建における脂肪移植について，採取，精製，そして注入といった基本手技に加えて，乳房全摘術後の症例において，インプラント挿入後のタッチアップと，脂肪移植のみによる全乳房再建の実際について詳述した．インプラント挿入術後のデコルテの陥凹の残存とリップリングの修正に関しては，ほとんどの症例で1回の施術で良好な結果を得ることができた．全乳房再建では，適応を制限しつつ，原則的に体外式組織拡張器(Brava®)を使用して，また皮膚欠損の大きな症例では Reverse Abdominal Fat Transfer(RAFT)の手技を加えることで皮弁移植に負けない結果を得ることができた．乳房に対する脂肪移植は，その後のスクリーニングリスク，癌誘発リスク，また保険の問題など，クリアーすべき問題も多いが，自由度が極めて高く，乳房再建において極めて有効なツールであることは疑いない．

はじめに

乳房への脂肪移植は，生着率が不安定で術後結果にばらつきが多く，壊死した脂肪による囊胞形成や石灰化により乳癌のスクリーニングを妨げる可能性が高い，さらに脂肪移植による乳癌誘発リスクが否定できないなどの理由から，以前は否定的にみられてきた．しかしながら2000年以降，その有効性と安全性を示す様々な報告が臨床および基礎研究の両面でなされるようになり，それを受けて2008年に米国形成外科学会タスクフォースが乳房に対する脂肪移植の全面禁止のモラトリアムを緩める立場を表明して以降，急速な広がりを見せている[1]．自由度の極めて高い脂肪移植手技は，乳房再建において幅広い適応を持つ有効なツールである．本稿ではまず，脂肪移植の基本である採取，精製，そして注入に関して，我々の行っている基本手技について述べ，次いで，1)最も有効かつ使用頻度の高いインプラント挿入術後のタッチアップとしての脂肪移植と，2)乳房全摘術後の脂肪移植のみによる全乳房再建の実際について順に詳述する．

基本手技

1．脂肪採取および精製

Tumescent 法による脂肪吸引によって，脂肪を採取する．我々は通常の機械式脂肪吸引器を用いているが，脂肪の破壊を極力防ぐため，350 mmHg以下の陰圧で3～4 mm 程度の太さのカニューレを用いて，腹部，大腿部，腰部，臀部などから採取している．採取した脂肪は，廃液を軽く除去した後，栗田らの報告に倣い，1,200 g で3分間の比較的強遠心による分離を行い，体積をコンパクトにして通常の脂肪組織よりも半分以下とされる吸引脂肪の脂肪幹細胞の密度を高めている[2]（図1）．その後，上層のオイル成分と下層の血液の混入した水成分を除去した後に，図2のような装置で注入を行っている．注入用カニューレは先端が鈍の16 G のコールマン脂肪注入用カ

---

* Hirokazu UDA，〒329-0498　下野市薬師寺3311-1　自治医科大学形成外科，准教授

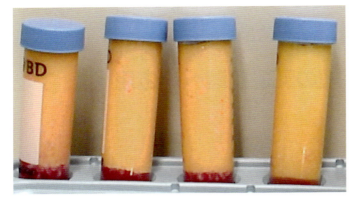

図 1.
遠心分離後の脂肪
1,200 g, 3 分間の遠心分離を行って体積をコンパクトにし，上層のオイル成分と下層の余分な水分および血液成分を除去する．

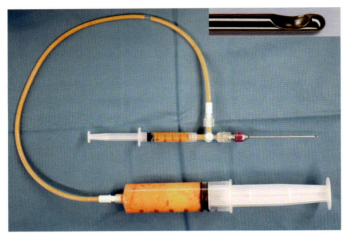

図 2.
注入システム
注入は 2.5 cc シリンジを用いている．カニューレは先端が鈍で 16 G ほどの太さのものを使用している．

ニューレ(Bylon 社製)を用いている[3]．

2．注入法

皮下，大胸筋内，大胸筋下の全ての層に，少量ずつできるだけ均等に脂肪を注入する．注入部位も多方向とし，移植脂肪の分布の均一化を図る．通常は徐々に浅層から深層に注入していくが，深層に注入する場合は，肋間にカニューレが入らないように特に愛護的に行う．一度の施術で移植可能な脂肪の量は，移植床のスペースと比例する．スペースがない場合，容易に内圧が上昇して脂肪の壊死を引き起こすため，移植量もおのずと制限される．理論的には組織内の毛細血管圧の 9 mmHg を内圧が超えない範囲がよいとされ，圧センサーでモニタリングしながら注入を行うことを奨める報告もある[4]．注入時に内圧の高まりから皮膚がオレンジ皮様変化(the peau d'orange effect)を呈するなら，それは入れすぎである．

脂肪移植によるインプラント挿入後のタッチアップ治療

インプラントによる乳房再建において，必要十分な皮膚の拡張と適切なサイズのインプラントが挿入されることが最も重要である．しかしながら，完璧なサイズ選択を行っても避けられない整容的課題がある．それはデコルテの陥凹と，リップリングである．脂肪移植は，その自由度の高さから，こういったインプラント挿入術後の局所の修正で最もその効果を発揮する．特にデコルテ部分は，大胸筋が残存するため十分な移植スペースもあり，血流もよいため脂肪が生着し易く，かつ必要なボリュームは比較的少量で済むため，ほとんどの症例で 1 回の施術で良好に補填される(図 3)．そのため，インプラント挿入後の乳輪乳頭再建術に合わせて行うことがほとんどである．

1．脂肪移植の手順

刺入部はインプラントの直上は避け，遠い場所

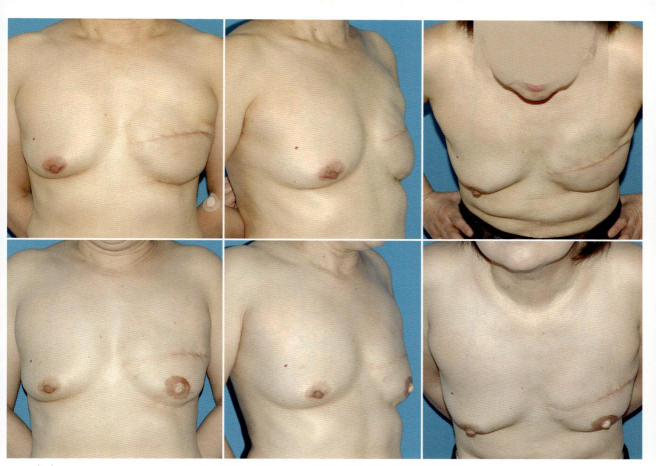

a	b	c
d	e	f

図 3. 50 歳，女性．インプラントによる左乳房再建術後
a～c：脂肪移植前．デコルテの陥凹とリップリングが目立つ．
d～f：1 回の脂肪移植後（70 cc，術後 2 年 5 か月）

から，もしくはインプラントの辺縁あたりから多方向に注入してゆく．我々の使用するコールマンのカニューレは鈍針のため，インプラントの接線方向にカニューレを刺入し，atraumatic な操作を行えば，皮膜を貫いてインプラントのシェルを穿破することはまずない．したがって，通常は皮膚切開なしで行える．もしも心配であれば，インプラント挿入時の手術創を 3～4 cm 切開し，インプラント直上の皮膚を剝離して，術者が指を挿入し，保護しながら同切開部位より脂肪を注入すればよい．ただし，その際には創縁からあふれる脂肪が皮膜下に残らないように気を付け，閉創時によく洗浄する必要がある．

デコルテ以外で，インプラントの輪郭が浮き出てリップリングが生じている場所には大胸筋の層がなく，皮下組織も薄いため，単層にしか移植できないが，皮膚の緊張はあまり高くない部分のため，内圧も上がらず効果的な改善が期待できる．反対に，乳房の最突出部の周囲は皮下層が薄い上に緊張が強いため，ほとんど生着は見込めない．つまり，脂肪移植によって，インプラントのサイズ選択，特にプロジェクションのミスを補うことはほぼ不可能である．移植量は，変形の程度や体格によるが，50～100 cc 程度のことが多い．

2．移植後

術後は局所の安静を指導し，移植脂肪の吸収がほぼ終了して安定する術後 3 か月の間は，マッサージやうつぶせは控えるように指導する．特に術後 1 か月は移植部位の大胸筋が過度に収縮するような重量物の持ち上げやスポーツは禁止する．

表 1. Brava®のメカノバイオロジー効果

| ① 移植床皮膚の伸展効果 |
| ② 移植スペースの増大効果 |
| ③ 移植床の血管新生増強効果 |

脂肪移植による全乳房再建

　脂肪移植単独で，皮弁移植手術に負けない良好な乳房再建を達成するには，内容（content）と皮膚（envelope）を3次元的に再構築する必要がある．そのため，① 移植床環境を改善して移植脂肪の生着率の向上と安定化を高め，② 皮膚の拘縮を除去して，皮膚の十分な伸展を促し，さらに ③ 皮膚欠損のあるものにはそれを補填し，特に乳房下極のfullnessを十分表現する必要がある．

1．Brava®の使用

　我々はこれまで全乳房再建症例に対しては体外式組織拡張器であるBrava®（Brava, LLC, Miami）を脂肪移植の周術期に原則使用してきた[3]．Brava®は，その陰圧による移植床の物理的牽引によるメカノバイオロジー効果が注目されており（表1），特に先述の ① および ② の効果が期待できるとして脂肪移植の周術期に用いられるようになった．周術期の装着に関しては，基本的にはKhouriらのプロトコールを用いており，施術4週間前より10時間の装着を目標とする[5]．術前装着の目的は，先に述べたように，移植床の皮膚の伸展効果ならびに血管新生増強に伴う環境改善を主眼とする（図4）．術後のBrava®装着の目的は，主として局所の安静保定が主目的とされ，手術翌日より2週間，術前と同様10時間を目標として装着を行うようになっているが，虚血状態を作る可能性もあり，また皮膚トラブルが多いため，特に最近の症例では行わなくなった．

2．脂肪移植の手順

　乳腺全摘後の症例では組織欠損も大きく，特に初回では瘢痕も強く，Brava®による皮膚の伸展も不足気味で，特に乳房下極は移植スペースに乏しい．そのため，まずはデコルテ部分を中心に移植する．デコルテ部分は先述のごとく，大胸筋の存在のために脂肪が生着し易く，ほとんどの症例で1回の施術で良好に補填される．日本人は通常，欧米人に比べて痩身であるため，移植脂肪の確保に難渋することがしばしばある．そのため有限である脂肪を有効に使用するように努め，初回はスペースの少ない部位には無理な移植は避ける．2回目以降，徐々に乳房下極の移植スペースが拡大して皮膚の伸展性が向上してくるのに応じて下極への移植量を増やしていく．施術間隔は移植脂肪の吸収が落ち着き，生着が安定する6か月間は最低あけている．

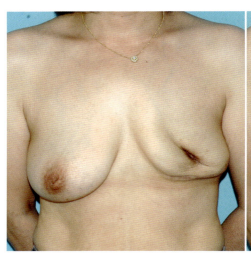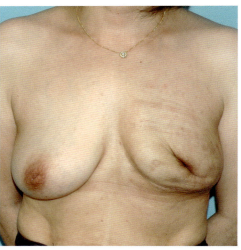

a | b

図 4．Brava®の効果（文献3より改変引用）
　a：Brava®装着開始前
　b：Brava®装着4週間．皮膚の伸展と移植スペースの増加を認める．

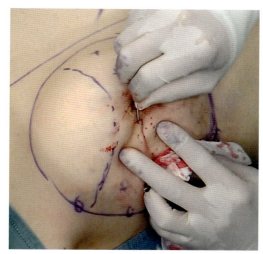

図 5.
18 G 針による瘢痕のリリース

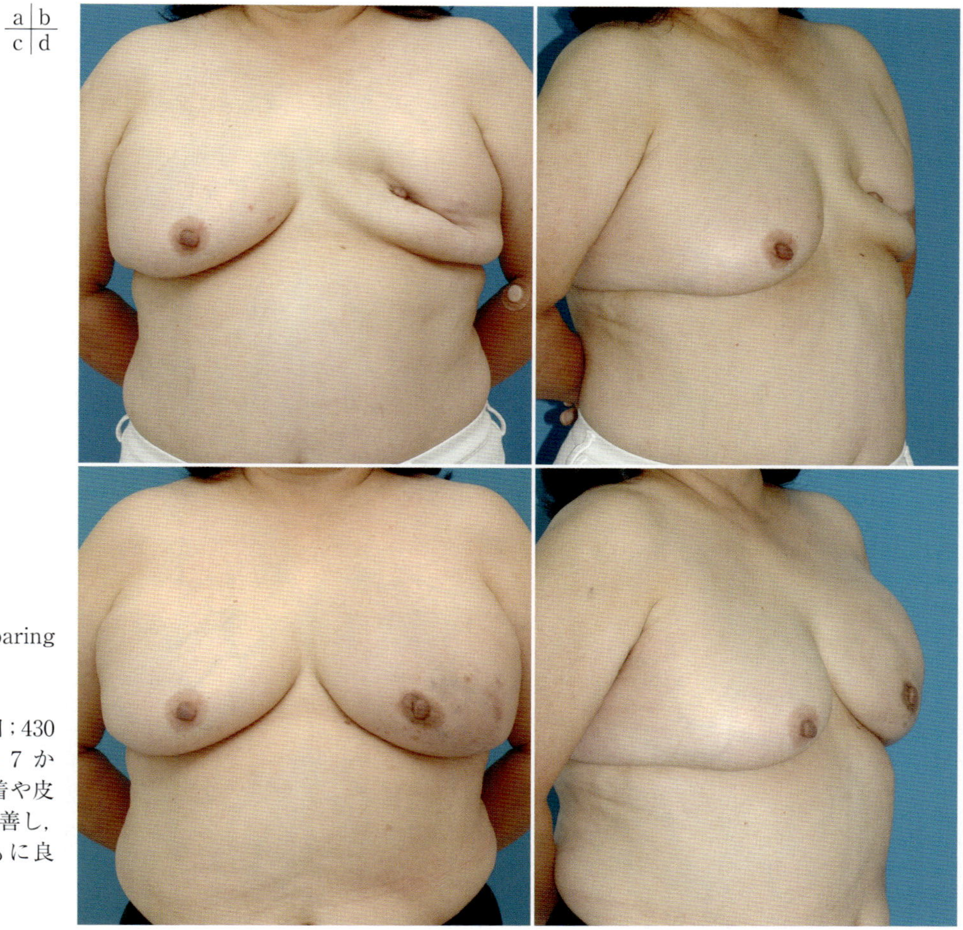

図 6.
57 歳，女性．左 nipple sparing mastectomy 術後
　a，b：脂肪移植前
　c，d：脂肪移植後（2 回：430 cc＋320 cc，術後 7 か月）．胸壁との癒着や皮膚の拘縮がよく改善し，乳房下溝線とともに良好に再建された．

3．瘢痕の処理

瘢痕部分は胸壁と癒着しており，治療の大きな妨げとなる．その場合には，18 G 針を使用して内部の瘢痕に多数の穴を空けながら，時に癒着部分は皮内でスクラッチしながらリリースを行い，そこに脂肪を細かく移植して再癒着を防止する（図5）．あまり内部で瘢痕を切りすぎて間隙を作ると，そこに脂肪が集まり，後に嚢胞を形成するので気

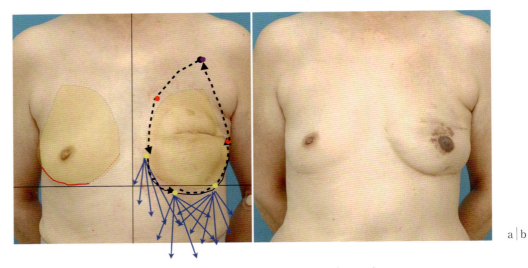

図 7. Reverse Abdominal Fat Transfer(RAFT)
デザイン(a)およびRAFT後(b). 乳房下溝線は健側より1〜2横指ほど尾側に設置し, 尾側皮下を脂肪吸引用カニューレでフェザーリング(青矢印)した後, 鎖骨の弯曲部(紫点)を頂点および支点として, 矢印に沿って皮下に糸(2号タイクロン)を通して引き上げる.

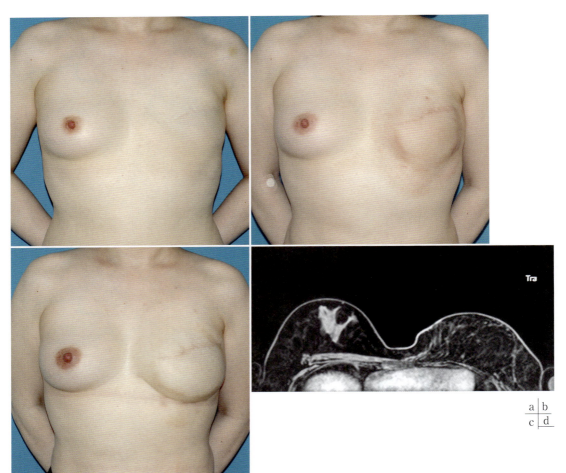

図 8. 37歳, 女性. 左非定型的乳房切除術後
a：脂肪移植前
b：1回目脂肪移植後. 脂肪移植だけでは乳房下極と下溝線が再現できない.
c：3回目脂肪移植後(210 cc＋400 cc＋180 cc, 術後1年6か月). RAFTによって, 皮膚欠損が補われ, 乳房下極のふくらみと乳房下溝線がよく再建されている.
d：術後MRI. 移植脂肪は大胸筋下, 大胸筋内, 皮下の全ての層に均一に生着している.

表 2. 脂肪移植による乳房再建の適応

適 応*	症 例
◎	乳頭温存皮下乳腺全摘術(放射線−),再建後のタッチアップ
○	乳房全摘術(放射線−)
○〜△	軽〜中度変形の乳房温存術(放射線＋)
×	高度変形の乳房温存(全摘)術(放射線＋)

＊多くても 4 回以内の施術で目的が達成できることを条件とした(脂肪採取に制限があるような痩身の症例はこの限りでない).

を付ける.癒着が高度で針のみでは効果的なリリースが難しい場合は,瘢痕を切開して直接皮下を剝離する操作を行うこともある.その際は生じた間隙には脂肪を注入しないように気を付ける.

4.移植後

インプラント挿入後のタッチアップとほぼ同様である.術後の Brava® 装着は,先述の理由により現在は行っていない.

5.乳房下溝線および下極形態の再現

皮膚欠損がない nipple sparing mastectomy 後の場合は,拘縮が取れて内容(＝脂肪)が補填されるにつれて,皮膚の収縮も取れておのずと 3 次元的形態とともに乳房下溝線も再現され,症例によっては,第 1 選択となり得る(図 6).しかしながら従来の下極を中心とした皮膚欠損の多い全摘症例では,その皮膚欠損を Brava® の効果で補うことは難しく,脂肪移植のみでは乳房下溝線と下極のふくよかさが再現できない.そのため,腹部皮膚および皮下組織を頭側に吊り上げて不足分の皮膚を補いつつ,乳房下溝線を改めて作製する必要がある (Reverse Abdominal Fat Transfer；RAFT)(図 7, 8).

6.全乳房再建の適応について

手術回数が 4 回(治療期間 2 年)を超えて必要となるようでは,たとえ最終的によい結果が得られたとしても,治療バランスはよいとは言い難い.また,痩身患者の多い日本人では,ドナーの制限も大きな問題となろう.ドナーと胸部の皮膚・皮下組織欠損とのバランスを十分に考慮して,できれば 3 回程度で目的を達成できる症例に適応を限るべきである.近年,放射線障害を含めた瘢痕や潰瘍に対して,脂肪およびその血管周囲間質細胞群に含まれる脂肪由来幹細胞の治療効果が注目さ

れている[6)7)].その観点から,放射線治療症例こそ脂肪移植のよい適応であるとの主張も聞かれる[4)].確かに,放射線照射を受けて硬く乾燥した皮膚が,脂肪移植後に柔らかくなるとともにその質感も改善することを臨床的に経験する.とはいえ,その改善にはやはり相当回数の手術と長期の治療期間を要し,さらに皮膚の絶対的不足は補いがたい.そのためやはり変形が高度の放射線照射例では,従来の皮弁法が第 1 選択となると現在は考えている(表 2).

現在の問題点と今後の展望

現在の乳房に対する脂肪移植の問題点は大きく 2 つに分けられる.1 つは,脂肪移植後の石灰化によるスクリーニング妨げと乳癌リスクの問題,そしてもう 1 つは保険の問題である.

脂肪移植技術の向上によって,移植脂肪の囊胞化とその後の石灰化の頻度と程度はかなり改善された.とはいえ,完全にはゼロにできない.近年マンモグラフィーなどの画像診断装置および診断技術の発達により,乳癌の石灰化と脂肪壊死由来の石灰化の区別は比較的容易とされるが,脂肪壊死後の石灰化が乳癌の石灰化発見を邪魔する可能性は否定できない[8)].その反面,脂肪移植による石灰化の頻度が,従来の皮弁移植,乳房縮小術,あるいは温存術後の放射線照射後に生じる石灰化の比率に比べて,決して高い訳ではない[9)].その意味で,脂肪移植のリスクだけを特別視してこれを否定するのはフェアではないかもしれない.しかしその一方で,残存乳腺があり,乳房内再発のリスクがある温存術後や,特に乳癌発生素因の高い患者への健側乳房への脂肪移植は,やはり問題になる可能性があるため,安易な施術は望ましく

ない[8)10)]．またこれらの患者では，近年では否定されつつあるとはいえ，脂肪移植自体の乳癌発生リスクも関係してくるため，より慎重になるべきであろう[11)]．それゆえ現時点では，本稿に記した，残存乳腺のない全摘後のインプラント再建後のタッチアップと全乳房再建がまずはよい適応となり得ると思われる．

現状では未だ健康保険でカバーされていない脂肪移植手技も，まずは初段階として乳房以外への移植とともに，乳房においてもこれら全摘後の再建から認められていくことを願う．

参考文献

1) Gutowski, K. A., ASPS Fat Graft Task Force：Current applications and safety of autologous fat grafts：a report of the ASPS fat graft task force. Plast Reconstr Surg. **124**：272-280, 2009.

2) Kurita, M., et al.：Influences of centrifugation on cells and tissues in liposuction aspirates：optimized centrifugation for lipotransfer and cell isolation. Plast Reconstr Surg. **121**：1033-1041, 2008.

3) Uda, H., et al.：Brava and autologous fat grafting for breast reconstruction after cancer surgery. Plast Reconstr Surg. **133**：203-213, 2013.

4) Khouri, R. K., et al.：Tissue-engineered breast reconstruction with Brava-assisted fat grafting：

a 7-year, 488-patient, multicenter experience. Plast Reconstr Surg. **135**：643-658, 2015.

5) Khouri, R. K., et al.：Brava and autologous fat transfer is a safe and effective breast augmentation alternative：Results of a 6-year, 81-patient, prospective multicenter study. Plast Reconstr Surg. **129**：1173-1187, 2012.

6) Rigotti, G., et al.：Clinical treatment of radiotherapy tissue damage by lipoaspirate transplant：A healing process mediated by adipose-derived adult stem cells. Plast Reconstr Surg. **119**：1409-1422, 2007.

7) Mojallal, A., et al.：Improvement of skin quality after fat grafting：Clinical observation and an animal study. Plast Reconstr Surg. **124**：765-774, 2009.

8) Wang, C. F., et al.：Clinical analyses of clustered microcalcifications after autologous fat injection for breast augmentation. Plast Reconstr Surg. **127**：1669-1673, 2011.

9) Fraser, J. K., et al.：Oncologic risks of autologous fat grafting to the breast. Aesthet Surg J. **31**：68-75, 2011.

10) Hyakusoku, H., et al.：Complications after autologous fat injection to the breast. Plast Reconstr Surg. **123**(1)：360-370, 2009.

11) Mojallal, A., et al.：Autologous fat transfer：controversies and current indications for breast surgery. J Plast Reconstr Aesthet Surg. **62**(5)：708-710, 2009.

◆特集/ブレスト・サージャリー 実践マニュアル

乳房再建の修正
―その原因と問題点―

岩平　佳子*

Key Words：乳房再建(breast reconstruction)，ティッシュ・エキスパンダー(tissue expander)，シリコンインプラント(silicone implant)，自家組織再建(autologous tissue reconstruction)，整容性評価(aesthetic evaluation)

Abstract　乳房再建は単に再建できることと，きれいに対称的に再建することは全く違う．修正希望患者の多くは，当初から疑問を持ちながら担当医に大丈夫と言われたことを信じていたり，遠慮して不満を言えずにいたずらに時間が過ぎている．患者との対話の重要性を考えさせられるケースが多い．
　対称的な再建を行うためには，健側の形態を把握し，自家組織では乳房の unit に合致するように皮弁をおくこと，人工物では適応を見極めることが重要である．場合によっては健側の挙上や豊胸も考慮する．さらに正しいエキスパンダーを正しい位置に挿入し十分に伸展させる．もしエキスパンダーが上にあがるなど満足のいく結果が得られなければ，時間を無駄にせずに修正するか，セカンドオピニオンで専門医に相談することも必要である．再建結果は6S(Size, Shape, Site, Softness, Symmetry, Scar)を指標に評価し，長期にわたって責任をもってフォローすることが重要である．

はじめに

　乳房再建は，自家組織，人工物ともに保険適用が進むにつれ全国的に行われるようになった[1〜5]．しかし単に再建できることと，きれいで対称的な再建ができることは大きく異なる．ここでは当院を訪れた修正希望の再建から，人工物再建を中心に，問題点と整容性を重視した再建のコツについて記す．

修正希望患者の分類とその対策

　当院に修正希望で訪れる患者は以下に大別される．

1) 既に再建が終了している例：自家組織であれ，人工物であれ，既にこれで再建が終了，もしくはあとは乳輪乳頭再建を残すのみ，と言われたが対称性が得られていない(図1)．患者の漠然と

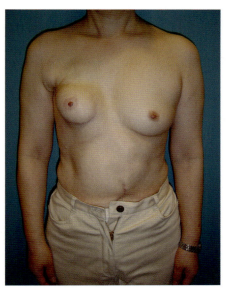

図1．腹直筋皮弁による再建例．乳輪乳頭まで作成されているが，対称性は得られていない．

---

* Yoshiko IWAHIRA，〒108-0074　東京都港区高輪 2-21-43　YCC 高輪ビル 2F・3F　医療法人社団ブレストサージャリークリニック，院長

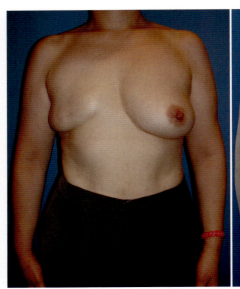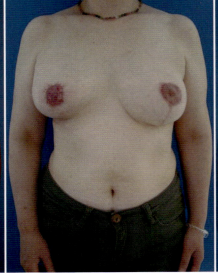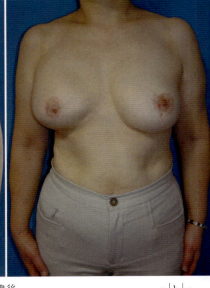

図 2. 症例1：広背筋皮弁による一次一期再建後　　a|b|c
a：初診
b：インプラント挿入，健側挙上，乳輪乳頭作成後
c：完成後2年

した不満に対し，5 S（Size，Shape，Softness，Symmetry，Scar）を用いて1つ1つ分析して，対策を伝える．中には不可能な要求や，健側をいじる必要があるため，そこを明確にする．

　2）エキスパンダー挿入中の例：Immediate（一次再建）でエキスパンダーを挿入した例に多い．一次再建は喪失感を感じないことが最大の利点である一方，『術前と全く変わらない』と思われがちなため，エキスパンダーの位置が上だったり，下すぎると患者は不安に思う．それに対して「入れ換えの時に直せる」と言われて入れ換えまで進んでしまい，結局満足いかずに修正を希望する例も少なくない．患者の時間と医療費を無駄にしたことになるため，速やかにセカンドオピニオンに行かせるべきである．またエキスパンダーの位置だけでなく形態も誤った物が選択されると，必要な部位が伸展されず，適切なインプラントが挿入できなくなることも念頭に置き，早急に対処する．

症　例

症例1：広背筋皮弁による一次一期再建後
　8年前に右全摘術と同時に広背筋皮弁による再建を行った（図 2-a）．ボリュームが足りないと言ったところ「保険でできるのはこれが限度」と言われた．本人は健側をいじってもいいし，特に最初から自家組織を希望した訳ではなかった．「自費の手術はやっていない」と言われたこともあり，形成外科医に信頼がおけずネットで探して当院を受診した．

＜本人の訴え＞
① Size：小さくてブラジャーがカパカパする
② Shape：全く違う
③ Softness，Scar：問題ない
④ Symmetry：乳房下溝の位置が合わず痛い

＜提　案＞
① エキスパンダーからやり直した方がよいが，最終的にインプラントを入れることでボリュームは確保できる
② エキスパンダーからやり直した方が contour は出る
④ 健側を挙上して乳房下溝を合わせる

　エキスパンダーからのやり直しを勧めるも，伸展期間がかかること，二回手術するのは嫌との理由で，一回法でインプラントを挿入し，同時に健側を挙上することを選択．その後乳輪乳頭は健側からの移植で作成した（図 2-b，c）．伸展していないため，今後被膜拘縮が起こってくる可能性が高いことは伝えた．本人はブラジャーがしやすく

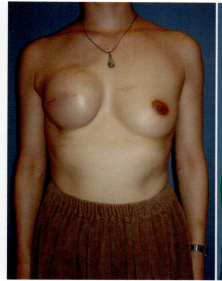
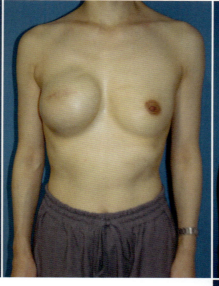
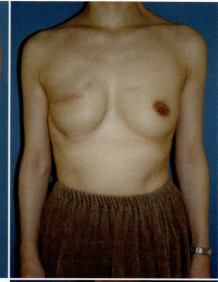
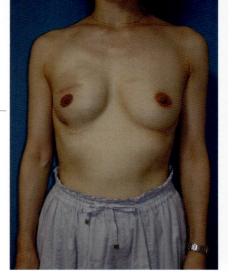

a	b	c
d

図 3.
症例 2：一次二期再建でエキスパンダー挿入後
　a：初診
　b：エキスパンダー入れ直し後
　c：インプラント入れ換え後
　d：乳輪乳頭作成後

なったと喜んでおり，現在も 1 年に 1 回フォローしている．

　症例 2：一次二期再建でエキスパンダー挿入後
　6 か月前に右全摘術と同時にエキスパンダーを挿入した．位置が上に感じていたが，入れ換えを予定しており，その時に直ると言われた．本当に直るのか，入れ換えの時期が早すぎないかなど心配で，患者仲間から紹介され来院した（図 3-a）．

＜本人の訴え＞
形成外科医が話を聞いてくれない．
① Size：幅が小さく，位置が上にある気がする
② Shape：上ばかり膨らんでいる
③ Softness，Scar：硬い
④ Symmetry：対称的になるか心配

＜提　案＞
① 確かにエキスパンダーの幅が小さい．トップの位置も上にある
② Lower pole が膨らんでいない．健側に大きさがあるので，このまま突っ込んでも入らず，上方に戻ってしまう可能性が高い．Lower pole にエキスパンダーを入れ直した方がよい
③ 硬いのは仕方ない．インプラントに変えれば柔らかくなる
④ このままでもできないことはないが，より長期で考えるならエキスパンダーからのやり直しを勧める

　本人は再度エキスパンダーからの修正を希望した．この例は健側が大きくなければ，そのまま入れ換えも不可能ではない．しかし健側の projection を得るためにはエキスパンダーの幅と lower pole の厚みが必要である（図 3-b）．8 か月後インプラントに入れ換え（図 3-c），乳輪乳頭は tattoo を行った（図 3-d）．患者の満足度は高い．

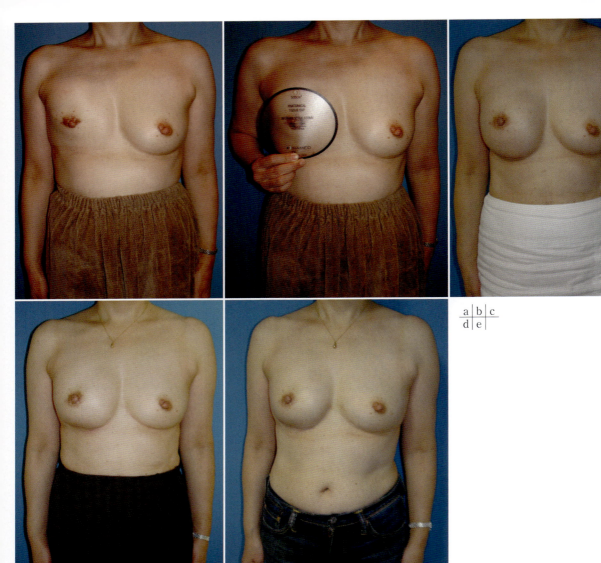

図 4. 症例 3：インプラントによる一次一期再建後
　a：初診
　b：エキスパンダーの選択
　c：Full expansion
　d：インプラント入れ換え後
　e：入れ換え後 3 年

症例 3：インプラントによる一次一期再建例

8 か月前に乳輪乳頭温存皮下乳腺全摘術と同時に一次一期でインプラントを挿入した(図 4-a). 当初から位置が上だったが, マッサージしているうちに下がってくると言われ, 毎日マッサージしていた. ちっとも下がってこないので乳腺外科医に言ったところ当院を紹介された.

＜本人の訴え＞

① Size：位置が上でブラジャーを装着するとずれてしまうし, 襟のあいたシャツから膨らみが見えてしまう
② Shape：全然違う
③ Softness：硬い
④ Symmetry：全く取れていない

＜提　案＞

① lower pole が全く膨らんでいない．インプラントはマッサージしても下には落ちてこない．エキスパンダーできちんと伸展させる必要がある

② すでに被膜拘縮が起きているため，被膜を切除し，伸展後，アナトミカルタイプのインプラントを挿入する

結果的にエキスパンダーからやり直すことに同意し，健側の幅，高さに合わせてエキスパンダー挿入を予定した（図 4-b）．手術でインプラントを抜去したところ，ラウンドのインプラントは破損しており，その周囲に硬い被膜が張っていた．被膜を切除しエキスパンダーを挿入，8 か月かけて健側より大きくなるように伸展させた後，アナトミカルタイプのインプラント入れ換えを行った（図 4-c, d）．アナトミカルタイプのインプラントはマッサージを必要としない．

考　察

1．修正希望の経路について

当院に修正希望で訪れる患者で診療情報提供書があるうち，そのほとんどが乳腺外科医からであり，実際に再建した形成外科医が書いている例は極めて少ない．中には再建以来，一度も形成外科医と会っていないとか，医師が大学に戻ってしまい新しい医師は関知しないという例もあった．乳腺外科医は乳癌のフォローをすることから患者を定期的に診察するが，形成外科医はエキスパンダーを入れるだけ，インプラントに入れ換えるだけという施設もあることは非常に嘆かわしい．何故なら日本乳房オンコプラスティックサージャリー学会のガイドラインでは，常勤形成外科医でなければインプラントは入れられないとされているため，術後最低 10 年のフォローは形成外科医がするのは当然のことである．

その他の経路としてネット，書籍，患者会を通じて受診する患者も少なくない．再建した形成外科医と意思の疎通がなかったり，医師に遠慮して自分の不満を言えないことも少なくない．保険適

用以来，これだけ再建が増えている現実を前にして，再建をやる以上，片手間ではなく，乳房再建を専門とする形成外科医やナースの育成を急ぐべきであろう．そしてもし患者が言うことをかなえられないと思えば，セカンドオピニオンの手助けをする責任がある．

2．エキスパンダーの重要性

人工物再建においては正しい大きさ，形のエキスパンダーが正しい位置に留置され，必要な部位が伸展されているかどうかで整容性が左右される．修正例ではこれが正しく行われていないことに起因する例が多い．一般的にインプラントの選択に主眼を置かれがちであるが，実はエキスパンダーを選択する時点でインプラントを決めるべきであり，エキスパンダーの段階で再建の成否は決まってしまう．乳房は乳輪乳頭が高さのピークであり，これより下方（lower pole）が最も厚い．エキスパンダーが上方に移動して，この厚みが伸展されていないと，いくらその後にアナトミカルインプラントを突っ込んでも乳房の輪郭が描けないだけでなく，インプラントが移動したり被膜拘縮が起こったりする．よってエキスパンダーの位置，大きさがおかしいと思ったら躊躇なく入れ直すべきである．また伸展期間は胸の大きさに関わらず理想は 8 か月である．これは弾性線維が伸び切って戻りにくくなるために必要な期間であり，放射線照射の必要性などでどうしても早急に入れ換えなければならない場合でも最低 6 か月は必要である[5]．そういう意味では，健側よりも大きくなるほど十分に伸展させていない一次一期や一回法，何らかの理由で伸展期間が短いケースでは後日被膜拘縮がきやすいことを念頭に置いておく．

3．整容性の評価

整容性の評価にはいくつかの報告がある[6][7]．しかし最も単純なものが 5 S である．最近筆者は Site（位置）を加えた 6 S を使用している．特に Size, Site, Shape はその整容性を左右する大きなポイントとなる．自家組織再建で皮弁壊死が起こると Softness は硬くなり，皮弁の位置や形態が

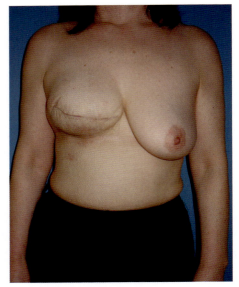

図 5. 健側が下垂しており，人工物再建向きではない症例

乳房の unit と異なっていると Shape が異なって「パッチワーク」と言われたり，Scar についても「1本の傷が2本になった」と表現されることもある．さらに採取部の傷や形態に悩むこともあり，侵襲が大きいだけに患者の落胆も大きい．一方人工物再建では，再建中に血腫や感染が起きたり，軟部組織が少ない例や照射例には被膜拘縮は必発で Shape にも Softness にも影響がある．また鎖骨下や腋窩が埋まらなかったり，インプラントの特性上，rippling と呼ばれる皺や縁がみえることがあるのも否めず，これは人工物再建の限界とも言えよう．特に健側が下垂している例では，健側を挙上しない限りインプラントで Symmetry は得られない（図5）．

まとめ

患者の悩みは形態面ばかりでなく，ブラジャーがしにくいといった生活面の不便さを訴えることも少なくない．しかし再建には限界があり，特に保険適用になってからはその縛りがきつくなったことも否めない．当初からできること，できないことを明確にし，適応を決めることが必要である．

乳房再建は再建が終了したら終わりではなく，そこからが長期フォローのスタートである．よって最も大切なのは，患者が満足しているかなど対話をすることで患者を知ること，長期にわたりフォローする覚悟である．

参考文献

1) 岩平佳子：Tissue expander とソフトコヒーシブシリコンによる再建 C．二期再建．乳房再建術スペシャリストの技のすべて（第1版）．岩平佳子編．pp36-46，南山堂，2005．
2) 岩平佳子：【乳癌切除後の乳房再建—乳房インプラント vs 皮弁再建】Tissue expander と乳房インプラントによる二次再建．形成外科．52：657-665，2009．
3) 岩平佳子，山川知巳，丸山 優ほか：注入ポート一体型 textured type テイッシュエキスパンダーによる乳房再建．日形会誌．24：771-778，2004．
4) 岩平佳子：乳癌術後の人工物による乳房再建—一期的エキスパンダーの挿入—．日外会誌．111：381-383，2010．
5) 岩平佳子：放射線照射例に対する人工物による乳房再建の検討．日形会誌．29：337-346，2009．
6) 岩平佳子：12．Tissue expansion 法と乳房インプラントによる乳房再建．アドバンスシリーズⅡ-5 乳房・乳頭の再建と整容：最近の進歩（第2版）．矢野健二編．pp114-122，克誠堂出版，2010．
7) 野村紘史，朝戸裕貴：乳房再建術後の整容性評価．医学のあゆみ．237：839-843，2011．

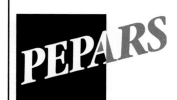

◆特集／ブレスト・サージャリー 実践マニュアル
エキスパンダーと表皮除去皮弁による乳房再建

梶川 明義*

Key Words：乳房再建(breast reconstruction)，ティッシュ・エキスパンダー(tissue expander)，腹直筋皮弁(TRAM flap)，広背筋皮弁(LD flap)，表皮除去皮弁(de-epithelialized flap)，リアス式筋膜切開法(Rias style fascia incision)

Abstract 自家組織による再建乳房は柔らかく自然だが，皮島によってできるパッチワーク状瘢痕はその乳房が再建したものであることを強く物語る．整容的要素の大きな乳房再建では，再建したことができるだけわからないことが望まれる．そこで我々は，ティッシュ・エキスパンダー(TE)法と腹直筋皮弁，広背筋皮弁などを表皮除去した皮弁移植を併用して，皮島を表に出さない乳房再建を行っている．

TE法と表皮除去皮弁による乳房再建は，パッチワーク状瘢痕を作らないだけでなく，肥厚性瘢痕の予防，カラーマッチ・テクスチャーマッチの改善など多くの利点を持つ．またTEで皮膚を過伸展することで，自然な下垂も十分に形成できる．一方，本法による乳房再建は，皮島を表面に出さず，皮弁の血行チェックが難しいため，有茎皮弁やdelay，supercharge，皮弁内血管吻合など，より安全な皮弁移植法が求められる．「リアス式筋膜切開法」は腹壁ヘルニアの予防に有用である．

はじめに

腹直筋皮弁をはじめとする自家組織による乳房再建は，柔らかで自然な乳房が再建できる[1]．しかし，せっかく美しい乳房形態を再建しても，皮島によって乳房に残るパッチワーク状瘢痕は，その乳房が再建したものであることを強く物語り，患者の満足が得られないこともある．乳房再建で患者が望むのは，できるだけ再建したとわからない乳房を，安全に取り戻すことである．そこで我々は，パッチワーク状瘢痕のない乳房再建が必要と考え，1999年から腹直筋皮弁や広背筋皮弁などの自家組織による乳房再建にティッシュ・エキスパンダー(TE)法を併用した乳房再建を行ってきた[2)3)]．TEを用いた乳房再建は1982年にRadovanが最初に報告[4]し，シリコンブレストインプラント(SBI)を併用した二期乳房再建が多く行われるようになった．我々はTE法に腹直筋皮弁や広背筋皮弁などの自家組織移植を併用した一次，二次の二期乳房再建を行ってきたが，本法は単に再建乳房にパッチワーク状瘢痕を作らないだけでなく，肥厚性瘢痕の予防など多くの利点がある．一方，皮島を表面に出さない本法では，皮弁の血行について注意すべき点も多い．TE法に自家組織移植を併用した二期乳房再建の有用性と，実施する上での注意点について報告する．

方 法

当院では，一次再建では乳腺外科で乳房切除を行うと同時にTEを挿入し，二次再建では形成外科でTEを埋入して再建を開始する．

1．TEによる胸部皮膚の伸展

胸部皮膚の伸展には，現在，アラガン社のtextured typeのTEを使用している(図1-a)．あら

---

* Akiyoshi KAJIKAWA，〒216-8511 川崎市宮前区2-16-1 聖マリアンナ医科大学形成外科，教授

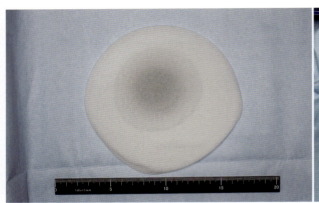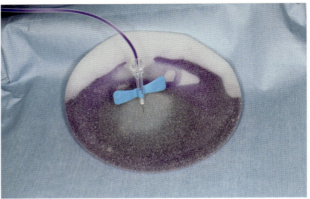

図 1. ナトレル® 133 ティッシュ・エキスパンダー（アラガン社）
a：テクスチャードタイプでアナトミカルタイプのエキスパンダー
b：生理食塩水を初期量 50～100 ml 注入して埋入する．

かじめ健側乳房を計測し，幅，高さ，突出度から最も適した TE を準備する．デザインは，術前に立位で行う．健側乳房と対称の位置に再建予定の乳房下溝と TE 埋入の位置を描き，正中線上に乳頭と乳房下溝の高さをマークする．

TE の埋入は，全身麻酔下で行う．一次再建では，乳房を切除後，創内を止血・洗浄後，同じ創から TE を挿入する．皮膚および皮下組織が十分に温存され，皮膚血行に問題がないと判断された場合は，大胸筋上に TE を挿入するが，皮膚血行に不安がある場合は大胸筋下を剝離してポケットを作製し，TE を挿入する．TE への生理食塩水初期注入量は 50～100 ml としている（図 1-b）．

二次再建の場合は，乳房切除時の創瘢痕を切開し，TE を埋入する．一次再建と同様に，皮膚および皮下組織が十分な場合は，皮下ポケットを作製して TE を挿入し，皮膚および皮下組織が薄く，組織伸展に不安がある場合は，大胸筋下にポケットを作製して TE を挿入する．

TE の伸展は，創治癒を確認した後，手術の 3～4 週間後から開始する．外来にて 2～4 週間隔で TE へ生理食塩水を追加注入していく．注入量はポケット部皮膚の血行，張力を確認して決定し，無理のない範囲で行う．

TE の伸展で，患側乳房が健側乳房と同じ大きさになった量をカルテに記録し，再建に用いる皮弁量の決定の参考にする．TE は 6 か月間かけ，健側の 130～150％ まで伸展する．

2．腹直筋皮弁による乳房再建

術前，立位で，健側乳房と対称の位置に再建乳房をデザインし，正中線上に乳頭と乳房下溝の高さをマークする．次に，仰臥位で，腹部に採取可能な大きさの皮弁を作図する．超音波ドップラーや血管造影 CT 画像で穿通枝の位置を確認し，皮弁内にマークしておくと，皮弁挙上時の参考となる．

全身麻酔下，胸部の乳房切除の手術瘢痕を切除して TE を抜去し，デザインに従って皮下ポケットを修正する．もし TE が大胸筋下に挿入されていた場合は，大胸筋上に新たに皮下ポケットを作製する．

腹直筋皮弁は，臍周囲と皮弁辺縁を切開後，デルマトームと剪刀を用いて臍以外の皮弁全体の表皮を除去する．その後，皮弁を両外側端から筋膜上で挙上して行き，血管柄側（健側）の腹直筋前鞘上で穿通枝を確認する．太い穿通枝は全て皮弁に含めて残し，穿通枝のない部分にはリアス式海岸のように腹直筋前鞘に zig-zag の切開を加え，できるだけ筋膜をドナー部に残すようにする（「リアス式筋膜切開法」）（図 2）．腹直筋の筋体は全幅で皮弁と共に挙上する．穿通枝より尾側の腹直筋は 2-0 絹糸で結紮し，離断する．大きな乳房の再建で，より大きな皮弁が必要な時は，supercharge や皮弁内血管吻合を追加する．患側の腹直筋前鞘上の太い穿通枝を 1 本選び，そこから患側の深下腹壁動静脈本幹を鼠径部まで追って，皮弁につけ

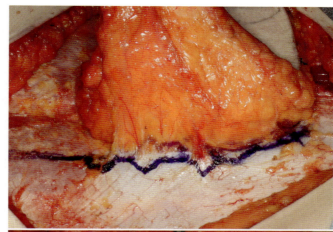
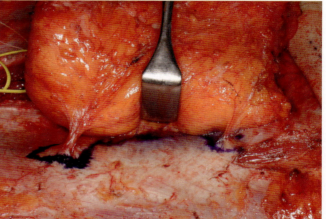

図 2.
リアス式筋膜切開法
　a：穿通枝が多い症例では，穿通枝を避けながら細かな zig-zag 切開を加え，できるだけ腹直筋前鞘の筋膜を腹部に残すようにする．
　b：穿通枝が少ない症例では，穿通枝がない部分は大きく切り込み，腹直筋前鞘の筋膜を腹部に残すようにする．

て挙上する．臍を白線上に残し，表皮除去した腹直筋皮弁全体を挙上する．

皮下トンネルを通して，表皮除去した腹直筋皮弁を胸部の皮下ポケット内に移行し，super-charge を行う場合は，皮弁につけた深下腹壁動静脈を，再建側の内胸動静脈または胸背動静脈にマイクロ下に血管吻合する．もし皮弁内血管吻合を行う場合は，皮弁を胸部皮下ポケット内に移行する前に，対側の深下腹壁動静脈を有茎側の深下腹壁動静脈に血管吻合する．移行した皮弁周囲をポケット内に数針固定し，吸引ドレーンを皮下ポケット内に留置して，創を 3-0 吸収糸，4-0 吸収糸，5-0 黒ナイロンで縫合閉鎖する．

腹部皮弁採取部は，止血洗浄後，リアス式筋膜切開法で可及的に残した腹直筋前鞘を 1-0 吸収糸でしっかり縫合閉鎖する．白線上に残しておいた臍を，頭側正中の皮膚を切開した孔に移行し，皮下に吸引ドレーンを留置し，皮膚を 3-0 吸収糸，4-0 吸収糸，5-0 黒ナイロンで縫合閉鎖する．

症例 1：49 歳，女性

左乳癌に対し，当院乳腺外科で皮膚温存乳房全摘術（SSM）[5] を受けることになり，一次再建を希望して当科を紹介され受診した．シリコンブレストインプラント（SBI）と自家組織による乳房再建法の利点・欠点を説明したが，再建法を SBI または腹直筋皮弁のどちらにするか未決定であった．乳腺外科で SSM，センチネルリンパ節郭清と大胸筋下に TE（ナトレル J133MV-13）の埋入を受けた（図 3-a）．TE の初期注入量は 50 ml であった．その後，形成外科外来で生理食塩水を追加注入し，500 ml まで拡張，伸展した（図 3-b）．SSM から約 6 か月後，患者希望により腹直筋皮弁による乳房再建を実施した．術前，立位で TE 埋入の

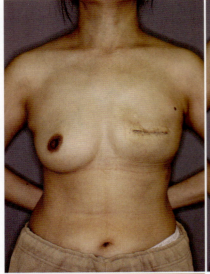
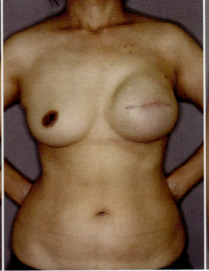
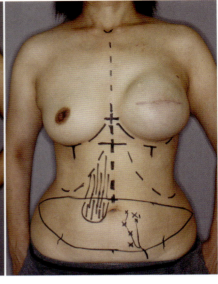
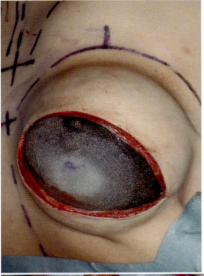

a | b | c
d
e | f

図 3-a〜f.
症例 1：TE と表皮除去腹直筋皮弁による一次二期乳房再建
 a：SSM と TE(初期量 50 m*l*)埋入後
 b：TE 伸展(500 m*l*)後
 c：右腹直筋皮弁形成術のデザイン
 d：TE 抜去
 e，f：対側の深下腹壁動静脈を supercharge 用に含めた表皮除去腹直筋皮弁

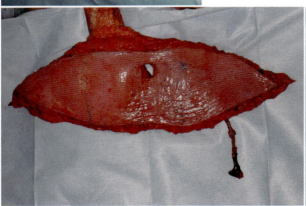
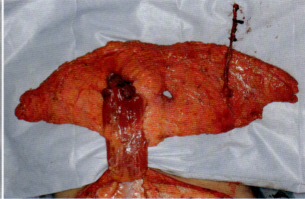

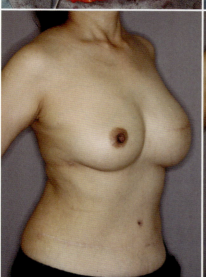
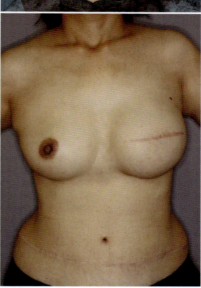
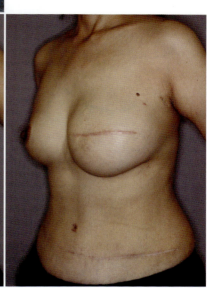
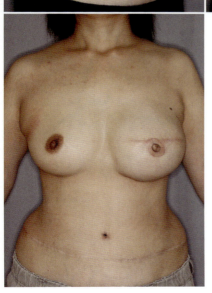

図 3-g～l.
症例 1：TE と表皮除去腹直筋皮弁による一次二期乳房再建
　g：腹直筋前鞘を縫合閉鎖
　h：皮膚縫合終了
　i～k：術後 1 年
　l：乳頭乳輪形成後

デザインを行った(図 3-c)．SSM の切開創から TE を抜去(図 3-d)し，皮下ポケットを作製した．患側の深下腹壁動静脈を supercharge 用につけて表皮除去腹直筋皮弁を挙上した(図 3-e, f)．腹壁前鞘をしっかりと縫合閉鎖した(図 3-g)．約 350 ml の表皮除去腹直筋皮弁を左胸の皮下ポケットに移行し，内胸動静脈と supercharge を行った．皮弁をポケット内に固定し，胸部，腹部を縫合閉鎖した(図 3-h)．術後 1 年，自然に下垂し，バランスのとれた乳房が再建された(図 3-i～k)．パッチワーク状瘢痕はない．その後，皮弁と植皮により乳頭乳輪を形成した(図 3-l)．今後，刺青を予定している．

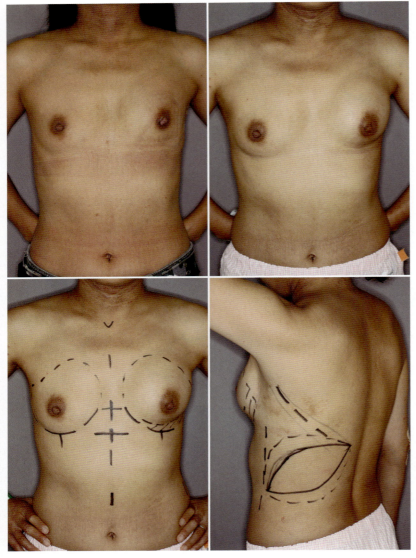

図 4-a~d.
症例 2：TE と表皮除去広背筋皮弁による一次二期乳房再建
 a：NSM と TE(初期量 50 m*l*)埋入後
 b：TE 伸展(300 m*l*)後
 c, d：左広背筋皮弁形成術のデザイン

3. 広背筋皮弁による乳房再建

術前，立位で，健側乳房と対称な位置に再建乳房をデザインし，正中線上に乳頭と乳房下溝の高さをマークする．背部に胸部への到達距離を確認して広背筋皮弁をデザインする．

全身麻酔下に胸部の乳房切除の手術瘢痕を切除して TE を抜去し，デザインに従って皮下ポケットを修正する．TE が大胸筋下に挿入されていた場合は，新たに大胸筋上に皮下ポケットを作製する．

背部で術前のデザインに従って広背筋皮弁辺縁を切開後，デルマトームと剪刀を用いて皮弁全体の表皮を除去する．広背筋を広範に露出させ，外側，尾側，そして正中側から腋窩方向へ剥離，挙上する．肋間動静脈からの穿通枝は丁寧に結紮，切離する．

皮下トンネルを通して，表皮除去した広背筋皮弁を胸部皮下ポケット内に移行し，皮弁採取部は皮下に吸引ドレーンを留置して，皮膚を 3-0，4-0 吸収糸と 5-0 黒ナイロンで縫合閉鎖する．

仰臥位に体位変換し，皮弁周囲をポケット内に数針縫合固定する．皮下ポケット内に吸引ドレーンを留置し，創を 3-0，4-0 吸収糸，5-0 黒ナイロンで縫合閉鎖する．

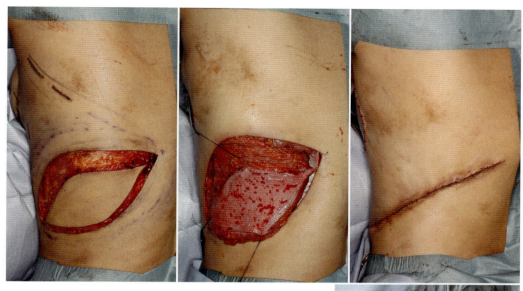

図 4-e〜h.
症例2：TEと表皮除去広背筋皮弁による一次二期乳房再建
　e，f：広背筋皮弁を挙上し，表皮を除去
　g：ドナー部を縫合閉鎖
　h：胸部縫合終了

症例2：41歳，女性

　左乳癌に対し，当院乳腺外科で乳頭温存乳房全摘術(NSM)[6]を受けることになり，一次再建を希望して当科を紹介され受診した．SBIと自家組織による乳房再建法の利点・欠点を説明したが，再建法をSBIまたは広背筋皮弁のどちらにするか，乳房切除後に検討することになった．乳腺外科で乳房外側切開からNSMとセンチネルリンパ節郭清を受け，大胸筋下にTE（ナトレル J133MV-11）を埋入された．TEの初期注入量は50 ml（図4-a）であった．その後，患者希望により広背筋皮弁で再建することになり，形成外科外来で生理食塩水を追加注入し300 mlまで伸展した（図4-b）．NSMの約6か月後，表皮除去広背筋皮弁による乳房再建を実施した．術前，立位でTE埋入のデザインを行った（図4-c, d）．NSMの切開創からTEを抜去し，皮下ポケットを作製した．デザインに従い広背筋皮弁の皮島を切開し，表皮除去をした（図4-e, f）．約200 mlの表皮除去広背筋皮弁を胸部の皮下ポケットに移行し，皮弁採取部を閉鎖（図4-g）．仰臥位に変換し，皮弁を固定し，創を縫合閉鎖した（図4-h）．術後1年，バランスのとれた乳房が再建され，瘢痕は目立たない（図4-i〜k）．背部の創も比較的目立たない（図4-l）．

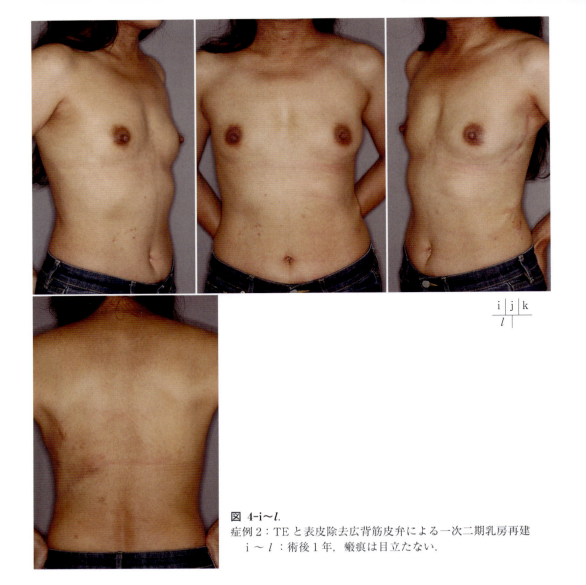

図 4-i〜l.
症例 2：TE と表皮除去広背筋皮弁による一次二期乳房再建
　i〜l：術後 1 年．瘢痕は目立たない．

考　察

　TE 法と皮弁移植を併用する乳房再建法では，パッチワーク状瘢痕を避けるため，健常な皮弁の皮膚を全て捨て去ることになる．当初，本法に対し，きれいな皮弁皮膚を捨てるのはもったいないという意見もあったが，整容的要素の大きい乳房再建でパッチワーク状瘢痕を作らないことのメリットは大きい[2]．またパッチワーク状瘢痕を作らないことには，その他にも多くの利点がある．乳房を皮弁で再建すると，皮島の周状の瘢痕は胸部の動きにより瘢痕拘縮を起こしやすく，しばしば肥厚性瘢痕となる（図 5-a）が，本法では乳房の瘢痕を 1 本の線状にすることで，この肥厚性瘢痕を防ぐことができる．また皮島を乳房に露出させた場合，臍を切り取った縫合瘢痕が気になることもある（図 5-b）が，本法ではこれも防止できる．さらに腹部の皮膚は乳房の皮膚と微妙な色調，質感の違いがあり，妊娠線を認めることもあるが，本法によってこれらの問題も全て解決できる[3]．

　皮弁の皮膚を捨てると乳房の下垂が上手く表現できないとする意見もあるが，TE への生理食塩水注入量を増やし，皮膚を過伸展することで乳房の下垂も十分に表現できる[3]．我々は，健側乳房が下垂している場合は，再建側の皮膚を健側の 150％まで伸展するようにしている．また，乳房切除

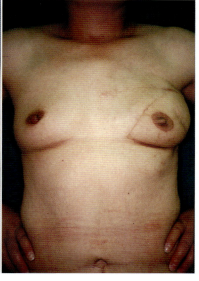

図 5.
皮島を露出させた腹直筋皮弁形成術症例
a：肥厚性瘢痕が目立つ例
b：皮弁内に臍部を縫縮した瘢痕を残す例

時に再建法が決定されず TE が大胸筋下に埋入されていた場合は，新たに皮下ポケットを作製して表皮除去した皮弁を移植することで，大胸筋下に皮弁を移植するより自然な乳房形態が形成できる．

我々は自家組織による乳房再建で，表皮除去腹直筋皮弁と表皮除去広背筋皮弁の両方を用いているが，術前の健側乳房の計測と CT による皮下組織の厚みの計測により，再建に必要な皮弁の大きさが予測できる．乳房が小さめで皮下組織の豊富な患者では広背筋皮弁による乳房再建が可能だが，乳房が大きめで皮下脂肪の少ない患者では，広背筋皮弁でバランスのとれた乳房再建は難しく，腹直筋皮弁が適している．また広背筋皮弁による再建を行った場合，術後，短期間だが上肢の安静が必要になり，一方，腹直筋皮弁による再建を行った場合，術後，体幹部の安静が必要になる．どちらの再建材料でも再建可能な場合は，これらの安静についても患者によく説明した上で，再建材料を選択してもらう必要がある．

本法により再建したとわからない美しい乳房が再建できるが，皮弁の表皮を除去して全て隠してしまう本法には，血行について注意すべき点も多い．まず，皮弁の血行が確認しづらい．このため，有茎皮弁を用いた方が安全である．穿通枝皮弁（DIEP flap）[7][8] などの遊離皮弁を用いる場合は，患者にマイクロサージャリーのリスクをよく説明

した上で，術後のより慎重な血行チェックが必要である．また，より大きな乳房の再建では，Zone 3 や 4 での血行不良の可能性も考慮しなければならない[9][10]．我々は脂肪部分壊死，硬化を避けるため，delay 手術や supercharge，皮弁内血管吻合などの皮弁の強化策を積極的に行っている[2][3]．Supercharge を行う場合，皮膚温存乳房全摘術（SSM）後で，皮膚切開が乳房の中央にある場合は内胸動静脈を，乳頭温存乳房全摘術（NSM）後で，皮膚切開が乳房外側や乳房下縁にある場合は胸背動静脈を移植床血管として用いることが多い．我々は，美しい乳房も安全に再建できなければ意味がないと考えている．

一方，有茎腹直筋皮弁では腹壁ヘルニアが増加するとの意見があるが，DIEP 皮弁などの遊離皮弁でも腹壁ヘルニアは起こり得る．腹壁ヘルニアの原因が腹直筋筋体の欠損ではなく，腹直筋前鞘の欠損だからである．したがって，腹直筋前鞘筋膜を確実に縫合閉鎖すれば，腹壁ヘルニアは防止できるのである[3]．有茎腹直筋皮弁の血流を保つために必要なのは，腹直筋内の血管とそこから立ち上がる穿通枝であり，筋膜は必要ない．そこで我々は，皮弁に含める筋膜を可及的に少なくするため，「リアス式筋膜切開法」を用いている．「リアス式筋膜切開法」では，穿通枝を避けながら腹直筋前鞘に zig-zag の切開を加え，腹部に前鞘筋膜

をできるだけ多く残すようにする(図2).余裕を持って残した腹直筋前鞘筋膜を1-0などの太い吸収糸でしっかり縫合すれば,腹壁ヘルニアを確実に防止することができる.また,多くの前鞘を残すことで臍が皮弁側に偏位することも防ぐことができる.これまで15年以上に亘って本法を行ってきたが,腹直筋皮弁を使用した患者で,日常生活はもちろん,水泳,登山,ゴルフ,テニスなど通常のスポーツで問題となったことはない.腹直筋前鞘を確実に縫合閉鎖し,腹壁ヘルニアを防止することは,腹直筋皮弁を用いる上で最も留意すべきことである.

腹直筋皮弁にせよ広背筋皮弁にせよ,自家組織によって再建された乳房は柔らかく,自然な動きを示す.本法によってパッチワーク状瘢痕のない自家組織による乳房再建を受けた患者は,「自分の乳房が戻って来たようだ」という感想を話すことが多い.

まとめ

TE法を併用した表皮除去皮弁移植法は,再建したとわからない美しい乳房を再建することができる.本法は,パッチワーク状瘢痕を避けられるだけでなく,肥厚性瘢痕,カラーマッチ・テクスチャーマッチ不良,妊娠線の問題も避けることができ,整容的の効果が大きい.TEで皮膚を過伸展することで,乳房の自然な下垂も十分に再現できる.「リアス式筋膜切開法」を用いて腹直筋前鞘をしっかり縫合すれば,腹壁ヘルニアを予防できる.

参考文献

1) Hartrampf, Jr. C. R., et al. : Breast reconstruction with a transverse abdominal island flap. Plast Reconstr Surg. **69** : 216-225, 1982.
   Summary　腹直筋皮弁による乳房再建について最初に詳しく報告.
2) Kajikawa, A., et al. : Breast reconstruction using tissue expander and TRAM flap with vascular enhancement procedures. J Plast Reconstr Aes-

thet Surg. **62** : 1148-1153, 2009.
   Summary　ティッシュ・エキスパンダーとdelayやsuperchargeなどの血行強化を加えた腹直筋皮弁による乳房再建法について詳しく報告.
3) 梶川明義ほか:【ティッシュ・エキスパンダー法 私の工夫】ティッシュ・エキスパンダーと自家組織による乳房再建. PEPARS. **115** : 30-36, 2016.
   Summary　ティッシュ・エキスパンダーと腹直筋皮弁などの自家組織による乳房再建の有用性を報告.
4) Radovan, C. : Breast reconstruction after mastectomy using the temporary expander. Plast Reconstr Surg. **69** : 195-208, 1982.
5) Toth, B. A., et al. : Modified skin incisions for mastectomy : the need for plastic surgical input in preoperative planning. Plast Reconstr Surg. **87** (6) : 1048-1053, 1991.
   Summary　Skin sparing mastectomyの最初の報告.
6) Verheyden, C. N. : Nipple-sparing total mastectomy of large breasts : the role of tissue expansion. Plast Reconstr Surg. **101** (6) : 1494-1500 ; discussion 1501-1502, 1998.
   Summary　Nipple sparing mastectomyの最初の報告.
7) Blondeel, P. N., et al. : Refinements in free flap breast reconstruction : the free bilateral deep inferior epigastric perforator flap anastomosed to the internal mammary artery. Br J Plast Surg. **47** (7) : 495-501, 1994.
   Summary　DIEPを乳房再建に応用した.
8) Allen, R. J., et al. : Deep inferior epigastric perforator flap for breast reconstruction. Ann Plast Surg. **32** (1) : 32-38, 1994.
   Summary　DIEPを乳房再建に応用した.
9) Boyd, J. B., et al. : The vascular territories of the superior epigastric and the deep inferior epigastric systems. Plast Reconstr Surg. **73** : 1-14, 1984.
   Summary　腹直筋皮弁内の血行について詳しく報告.
10) Taylor, G. I., et al. : The vascular territories (angiosomes) of the body : experimental study and clinical applications. Br J Plast Surg. **40** : 113-141, 1987.
    Summary　皮膚の血行分布について研究して詳しく記載.

好評書籍のご案内

カラーアトラス
乳房外Paget病
―その素顔―

著者：熊野公子、村田洋三
（兵庫県立がんセンター）

目　次

第Ⅰ章　乳房外 Paget 病と serendipity の世界
第Ⅱ章　乳房外 Paget 病の興味深い基礎知識
第Ⅲ章　乳房外 Paget 病の素顔に出会う術
第Ⅳ章　男性の外陰部乳房外 Paget 病の臨床パターン
第Ⅴ章　女性の外陰部乳房外 Paget 病の臨床パターン
第Ⅵ章　発生学から乳房外 Paget 病を俯瞰する：多様な皮疹形態の統一的理解
第Ⅶ章　外陰部以外の乳房外 Paget 病の特徴
第Ⅷ章　稀に出会う興味深い症例
第Ⅸ章　乳房外 Paget 病の鑑別診断
第Ⅹ章　乳房外 Paget 病の手術治療の進め方
第ⅩⅠ章　進行期の乳房外 Paget 病の話題

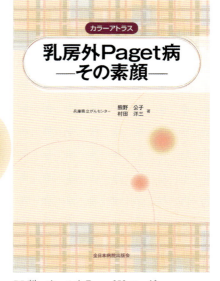

B5判　オールカラー　252 ページ
定価（本体価格 9,000 円＋税）
ISBN：978-4-86519-212-4 C3047

　乳房外 Paget 病とは何か？　謎に満ちたこの腫瘍の臨床的課題に長年にわたって全力をあげて取り組み、数々の画期的業績を上げてこられた著者らが待望の書籍を刊行した。臨床に即した実践的内容の書物であるが、最近はやりの安直・マニュアル本とはまったく異なる。本書は乳房外 Paget 病を扱いながらも、その思想は広く医療の全般に通底する。皮膚腫瘍学のみでなく、臨床医学の思考能力を深め、実践的力量を高めるうえで必読の名著である。

（斎田俊明先生ご推薦文より抜粋）

　本書は熊野公子、村田洋三の名コンビによるおそらく世界初の、Paget 病に関する総説単行本である。
　最近は EBM（Evidenced Based Medicine）という言葉がはやりだが、私（大原）は文献報告を渉猟・集積しただけでは真の EBM ではないと考えている。本書のように、長年にわたる多数例を自らが経験すればこそ、そのなかから普遍的な真理が演繹的に導き出されるのである。
　両先生のライフワークである本書の完成を心から喜ぶものである。

（大原國章先生ご推薦文より抜粋）

全日本病院出版会
お求めはお近くの書店、または弊社まで

〒113-0033　東京都文京区本郷 3-16-4
Tel:03-5689-5989　　Fax:03-5689-8030
http://www.zenniti.com

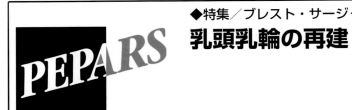

◆特集／ブレスト・サージャリー 実践マニュアル
乳頭乳輪の再建

小宮貴子[*1] 岩平佳子[*2] 松村 一[*3]

Key Words: 乳房再建(breast reconstruction), 乳頭乳輪再建(nipple areolar complex reconstruction), 刺青(tattoo), 乳頭移植(nipple graft), 局所皮弁(local flap), 植皮(skin graft)

Abstract 乳頭乳輪(Nipple Areolar Complex；NAC)再建は，乳房再建の仕上げの手術である．乳房のふくらみ再建のみに比べ，NAC再建をすることで完全な乳房が出来上がり，より患者の満足度は高くなる．NAC再建で到達すべき目標は，左右対称的な突出度・色・形・サイズ・質感・位置であり，健側乳頭と乳輪のサイズ，健側にメスを入れてよいかの患者意思をもとに再建術式を決定している．術式によっては健側が採取対象となる場合もある．乳頭は授乳という機能がある場所でもあるがゆえ，整容性のみならず健側の機能を温存した術式選択が望まれる．

はじめに

　乳頭乳輪(Nipple Areolar Complex；NAC)再建は，再建乳房の仕上げ手術である．乳房のふくらみ再建のみに比べ，NAC再建をすることで完全な乳房が出来上がり，より患者の満足度は高くなる[1]．乳房のふくらみにNACを再建することは，まるでだるまに目を入れるかのように，乳房に表情がでる．再建術式によっては健側が採取対象となる場合もある．乳頭は授乳という機能がある場所でもあるがゆえ，整容性のみならず健側の機能を温存した術式選択が望まれる．

再建時期

　乳癌切除から4～6か月後に行われると報告されているが，再建方法や乳がん治療によって適切な時期は異なる[2]．我々は，乳房マウンド再建後の腫脹が消失した時期をNAC再建時期としている．具体的には，自家組織再建の場合は1年後，人工物再建の場合は3～6か月後である．

術式適応

　健側乳頭と乳輪のサイズ，健側にメスを入れてよいかの患者意思をもとに，図1のごとく術式を選択している(図1)．これらを組み合わせ，再建パターンは，A)乳頭局所皮弁-乳輪tattoo，B)乳頭移植-乳輪tattoo，C)乳頭-乳輪移植，D)乳頭移植-鼠径外陰皮膚移植の4パターンとしている．例外として，これ以上手術を望まないがNACは欲しいという患者には，tattooにgradationをつけ，乳頭と乳輪を表現する場合もある．患者に今後の授乳予定がある場合やメスを入れることに抵抗がある場合は，患者と話し合いの上，ステップを踏んで乳頭再建をすることを勧めている．例えば，取り急ぎgradation tattooで乳頭を表現し，

[*1] Takako KOMIYA, 〒160-0023 東京都新宿区西新宿6-7-1 東京医科大学病院形成外科，講師／医療法人社団ブレストサージャリークリニック，医員
[*2] Yoshiko IWAHIRA, 〒108-0074 東京都港区高輪2-21-43 YCC高輪ビル2F・3F 医療法人社団ブレストサージャリークリニック，院長
[*3] Hajime MATSUMURA, 東京医科大学形成外科，主任教授

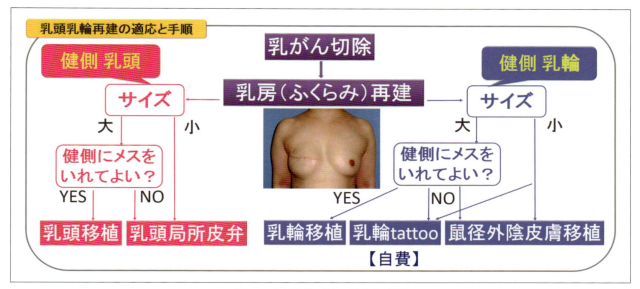

図1. 乳頭乳輪再建の適応と手順
乳房マウンド再建後，健側乳頭と乳輪のサイズと，健側にメスを入れてよいかの患者意思で，乳頭乳輪再建の適応を決める．

授乳が終わった時，乳頭の突出が欲しくなった時に乳頭を移植する，などである．こうすることでNAC再建の敷居を下げることができ，当院では全例NAC再建に至っている．

位置の決定

立位でデザインする．片側再建の場合は，胸部正中線に線対称な位置をNAC再建位置とする．健側乳頭乳輪を透明のビニールにトレースしたものを用意し，それを再建側に貼ることで再建位置を決定する．その際，健側乳房の局面と再建側乳房のマウンド局面の違いをみて，正面からみた時にNACが同じサイズになるように健側乳房に書き写す．特に人工物再建例では再建側の方が平面的であることが多く，健側乳輪サイズをそのまま再建側に写すと，乳輪径が大きくなりがちである．両側の場合は両側乳房のトップ位置をマークし，胸骨正中線から約33°の位置が再建位置となるが，患者年齢に応じてNAC位置を上下させている．デザインはカメラのレンズを通して客観的に確認し，撮影した写真を患者にみせ，位置を一緒に確認する．

再建方法

より美しい再建を行うため，左右対称に再建することを目指す．NAC再建で到達すべき目標は，① 突出度，② 色，③ 形，④ サイズ，⑤ 質感，⑥ 位置であり[3]，患者はNAC再建のポイントとして①→⑥ の順に不満を感じやすいと報告されている[4]．これらを満足させる再建方法を選択，計画することが，美しいNAC再建につながると考えられる．

1．Tattoo

医療用の色素を用いる．チタンと酸化鉄が主な染色成分であり[5]，真皮上層の線維芽細胞の細胞膜に色素が留まると発色する[6]．このレイヤーまでしっかりと色を入れ込むことでより色持ちのよい染色が可能となる．

NAC再建予定部皮下にエピネフリン添加キシロカインを局所注射する．その際，針先で皮膚の硬さを把握しておくと皮膚・皮下組織の状態が想像でき，手術計画の助けとなる．十分に血管が収縮するのを待ってから染色する．片側再建の場合，tattooは健側の色に合わせて作る．基本色を2～3色選び，調整色をまぜてオリジナルの色を作成す

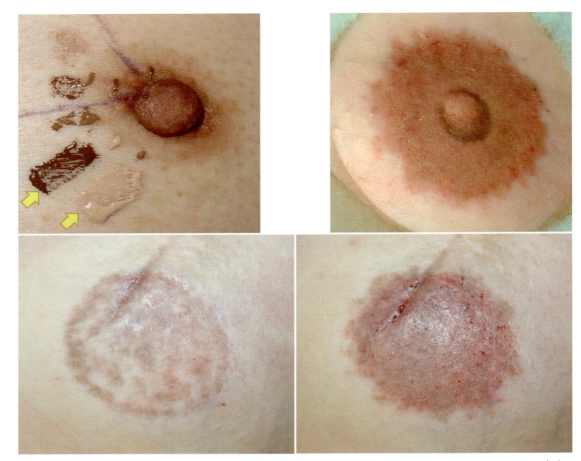

図 2. Tattoo
a：健側乳輪に類似した色を作成する．矢印のインク2色を混ぜ，オリジナルの色を作った．
b-①：染色不足状態
b-②：染色し，周囲にぼかしを入れた状態．血液がうっすらにじむ程度であれば染色十分である．
c：Gradation をつけて染色した乳頭と乳輪．平面でも立体感を感じる．

a	c
b-①	b-②

る（図 2-a）．筆者は PERMARK 社のインクでは Flesh 1.5，9，10，Sandstone 1 を基本色にすることが多く，調整色として Yellow Toner，Brown Black を好んで用いている．Biotouch 社のインクでは coffee，nude，milkchoco，magic color を基本色にし，調整色として yellow，mud pie を用いる．いずれも，染色された色調は作成した色調よりもやや赤みを滞びる傾向にあり，yellow を入れ実際の色よりもわずかに黄色みをもたせた色づくりをすることで，発色がより実際の色に近くなる．

針の選択は，面で染色する場合は 18 本針，細いラインや繊細な染色をする場合は 3 本針を使用している．針を皮膚に垂直にあて，真皮に押し込み入れるように力を入れて反復させる．左手で皮膚にテンションをかけると針が入りやすい．染色の程度は生理食塩水を含ませたガーゼでインクをふき取り判定する．図 2-b ① のような斑状態では染色は不十分であり，図 2-b ② のごとく面で染色され，かつ時間をおくとじわりと出血する程度であれば確実に染色できている．最後に乳輪辺縁に点を散在させて自然なぼかしを表現する（図 2-b ②）．Tattoo の応用として，NAC 再建に手術を希望しない患者には gradation をつけて，乳頭と乳輪を表現することもある（図 2-c）．

Tattoo と手術を併用する場合，筆者は tattoo を乳頭移植や局所皮弁形成術よりも先行させ，染色が落ち着いた約 1 か月後，手術をする．詳細は各手術の項目で述べる．

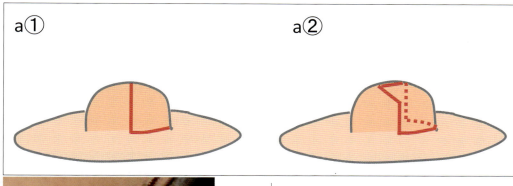

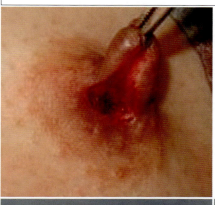

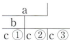

図 3.
乳頭採取・縫合方法(vertical)
a-①：健側乳頭が，幅≧突出度の場合，直線状に vertical 採取する．
a-②：健側乳頭が，幅≧突出度の場合，楔状に vertical 採取する．
b：Vertical 採取後
c-①：切断面を合わせて縫合
c-②：乳頭先端切断面のみ 1～2 針を合わせて縫合し，倒す．
c-③：全て倒して縫合する．

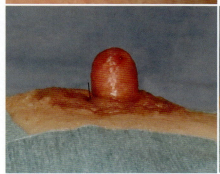
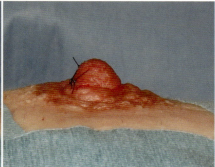
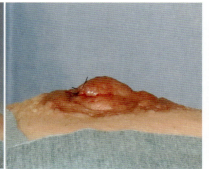

医療用 tattoo はマクロファージによって脱色素されていく傾向にあるため，追加の染色が必要なことを患者によく伝えておく[6]．

2．乳頭移植

移植乳頭が生着し，かつ健側採取縫合後乳頭形態と移植後乳頭形態がより左右対称になるように手術を計画する．健側から採取できる乳頭組織量，そして生着し得る乳頭組織量には限界があり，筆者は生着可能な乳頭の厚みは 6～7 mm までと考えている．健側乳頭幅と突出度を考慮して，健側の採取方法と縫合方法を工夫することで左右の形態を近付ける．

A．Vertical 採取

健側乳頭が，幅≧突出度の場合，直線または楔状に vertical 採取する(図 3-a ①②)．採取後は切断面を合わせて縫合するか(図 3-c ①)，乳頭先端のみ切断面を 1～2 針縫合し倒すか(図 3-c ②)，全て倒して縫合するか(図 3-c ③)の 3 通りを選択する．図 3-c はいずれも同一の乳頭に対し，縫合方法を変えて示したものだが，突出度に明らかな差があるのがわかる．健側残存乳頭の突出度が低ければ図 3-c ①のごとく縫合し，高ければ図 3-c ③のように縫合する．筆者は高さ調整可能な図 3-c ②を使用することが多い．なお図 3-c ①と図 3-c ②を行う場合は楔状に採取しておくと縫合しやすい．

健側乳頭に授乳の可能性を残す場合は，vertical 採取し，残存乳管への電気的凝固を避け，図 3-c ①のごとく縫合する．乳頭の知覚神経は乳管

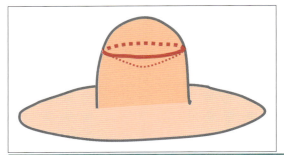

図 4. 乳頭採取・縫合方法（horizontal）
a：健側乳頭が，突出度＞幅の場合，horizontal 採取する．乳頭中心は深部を採取するように V 字にする．
b：Horizontal 採取後
c：細かく巾着縫合

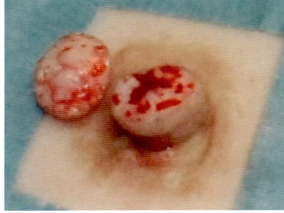
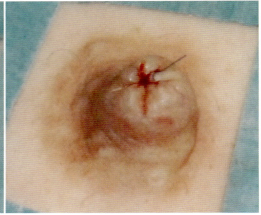

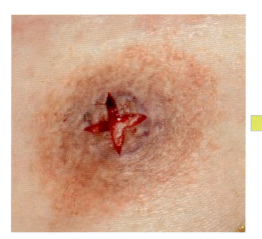
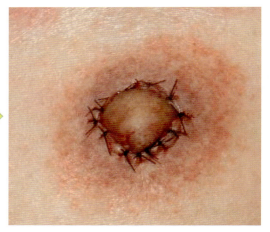

図 5. 乳頭移植
a：あらかじめ tattoo で染色した皮膚を十字切開する．
b：乳頭を移植し，基部を染色された皮膚で覆う．

周囲をクルクルとめぐるように存在することからも，残存乳頭の知覚保護のため，残存乳頭への電気凝固は一切せず，圧迫止血のみとしている[7]．

B．Horizontal 採取

健側乳頭が，突出度＞幅の場合，horizontal 採取する．乳頭先端 1/3 に切開を加え，乳頭中心は深部採取するように V 字に切開し（図 4-a, b），残存乳頭を巾着縫合すると（図 4-c），採取後と移植後の突出度が同程度となる．巾着縫合は細かく糸をかけると，抜糸後まるで乳管の開口部かのように自然な形態・色調となる（図 8）．

C．移植

乳輪を tattoo と併用する場合は，術前 1 か月前までに乳輪を染色しておく．染色された皮膚を十

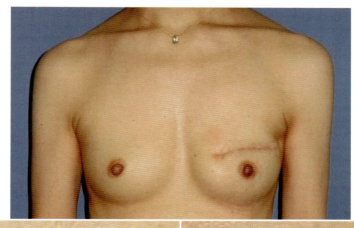
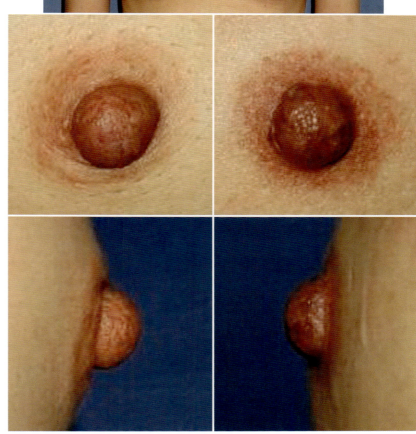

図 6.
症例 1：乳頭移植 + 乳輪 tattoo
　a：術後 6 か月
　b：健側（乳頭 vertical 採取後）正面
　c：健側（乳頭 vertical 採取後）側面
　d：患側正面
　e：患側側面

字切開し（図 5-a），真皮浅層に移植床を形成後，移植する．乳房との接着面積が広いほど接着しやすいが，引き伸ばして移植すると乳頭が扁平な印象になるので盛り上げて縫合する．切開により挙上して得た 4 つの染色された皮弁で移植乳頭基部を覆うことにより，乳頭基部の目立つ白色瘢痕を予防することができる（図 5-b）．乳頭が球状で horizontal 採取の場合には，採取乳頭の方が残存乳頭基部に比較し直径が広くなるため，乳頭を移植する際，幅を小さめにトリミングして移植すると左右の対称性が得られる．移植後は 2 週間タイオーバー固定する．

乳輪を皮膚移植と併用する場合は後述の 4, 5 に従う．

症例 1

乳輪を tattoo 染色後，健側残存乳頭先端を 1 針縫縮し倒して縫合．移植側を十字切開し，移植した（図 6）．

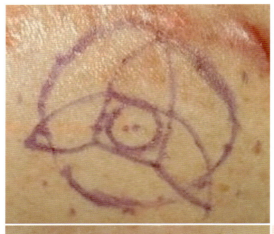
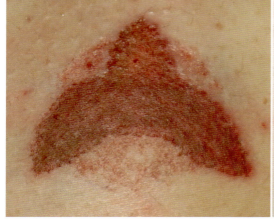
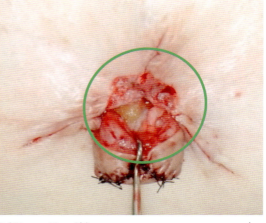

図 7. 乳頭局所皮弁(Clover Flap 法)
a：各皮弁を 120°にデザインする．
b：Tattoo を先行させておく．デザイン通りに平面に染色することは容易である．
c：2 つの真皮弁(緑色丸印)を縫合する．これが形成した乳頭をのせる土台となる．

3．乳頭局所皮弁

　局所皮弁乳頭はいかに長期的な突出を保つかが課題であり，様々な皮弁が報告されてきた．一般的に突出度は 40〜75% loss すると言われており[8]，それを推測したデザインが必要である．筆者は各皮弁を 120°に設置するオリジナルの Clover-flap 法(C-F 法)を行っている(図 7-a)．C-F 法の 1 年後突出度は 45% loss のため，片側乳頭再建では突出度を 2 倍に設定してデザインする．両側例では最終的に 5〜8 mm の高さで十分満足と報告されていることから[9]，突出度 12 mm に設定する．手術の約 1 か月前に tattoo を先行する．手術デザインを描き染色するが，平面の皮膚は染色しやすく立体になってから染色するより容易である[5]（図 7-b）．人工物再建の場合，乳房の中央やや上方に瘢痕が位置することが多い．Pedicle を瘢痕と反対側に設置することでより安定した血流が得られる．皮弁全てを皮膚全層で挙上し，乳頭形成する．皮弁採取部を縫合する際に，部分的に脱上皮した真皮弁を作成しそれらを縫合することで，橋のように乳頭を支える土台を形成している(図 7-c)．真皮弁で乳頭の沈み込みを防ぐと同時に，周囲皮膚による乳頭の牽引力も減らすことができ，乳頭突出度の維持に貢献している．術後は約 1 年，ドーナツ状の穴あきスポンジで乳頭を保護する．作成乳頭への除圧も突出度を保つ大切な因子である[5]．

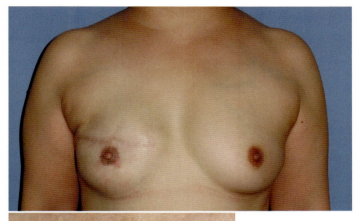
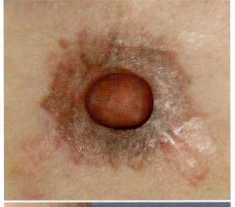
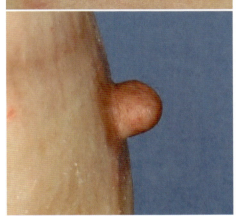

図 8. 症例 2：乳頭局所皮弁 + 乳輪 tattoo
a：術後 3 か月
b：患側正面．乳頭先端はわずかにピンク色に染色してある．
c：患側側面

症例 2

乳頭皮弁部 tattoo 後，C-F 法で乳頭形成し，約 2 か月後に乳輪部に tattoo を追加した（図 8）．

4．乳頭乳輪移植

乳輪の半径が 2 cm 以上であれば本法の適応と考える．乳頭乳輪セットで採取する場合は，胸骨正中線上にデザイン時の乳頭レベルをマークしておくと，健側患側ともに手術しても基準となる中心位置が動かず，便利である（図 9-a）．乳頭の採取方法は前述の乳頭移植に準ずる．乳輪の採取方法であるが，乳輪の外周 1/2 を皮膚全層採取している[10]．その際，乳輪辺縁の色素が斑に存在する

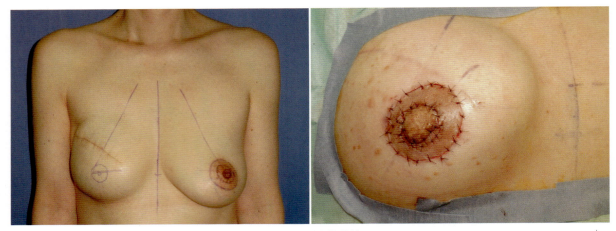

図 9. 乳頭乳輪移植

a：術前デザイン．胸骨正中線上に健側乳頭レベルをマークしておくと，乳頭位置の基準となる．
b：乳輪皮膚を移植する際は，患者視線からみた時に乳頭の影になる部分に縫合線をおくようにする．

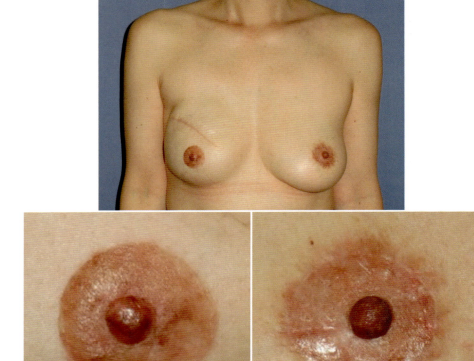

図 10. 症例 3：乳頭乳輪移植

a：術後 4 か月
b：患側正面
c：健側（乳頭 vertical 採取後）側面

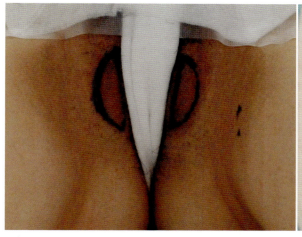
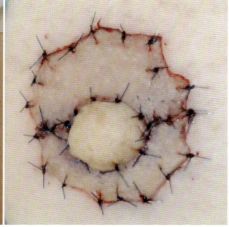

図 11. 鼠径外陰皮膚移植
a：健側乳輪の色調に近い部位から皮膚採取する．
b：左右から得た外陰部皮膚を組み合わせて移植した．

場合では，切開線を斑な色素の外側におくようにしている．色素の内側で切開すると，乳輪採取縫縮後に乳輪周囲に白い瘢痕の輪が浮くことになるからである．内周を採取しない理由は，乳頭基部の瘢痕が白浮きして目立つため，乳頭が扁平になりやすいためである．乳輪採取後，乳輪を縫縮してもその後徐々に拡大していく[11]．そこで，移植側は採取側縫合後の1.4倍になるように大きく移植しておく．また，患者が自身の乳頭乳輪を見下ろした時に，縫合部が目立ちにくいように，乳頭の影になる部分に縫合線をおくようにする(図9-b)．移植後は2週間タイオーバー固定する．採取側は約半年間テーピングをする．

症例 3

健側乳頭を vertical 採取，乳輪外周1/2を採取し縫合，1.4倍の大きさに移植した(図10)．

5. 鼠径外陰皮膚移植

Tattoo に抵抗があり，健側乳輪が小さい患者を適応とし，乳頭移植と組み合わせて行っている．両側鼠径部から大陰唇にかけて色素沈着を認める部位のうち，健側乳輪の色素に近い部分から皮膚全層採取する．色調は全く一致するわけではないが[12]，近い色調は得られる．特に移植後は赤みを呈することが多い．内側は直線に採取し，外側は弧状に採取することで，2枚の植皮片を乳輪に持って行った時に縫合を容易[13]とする(図11-a, b)．

症例 4

健側乳頭を horizontal 採取，左右の大陰唇部皮膚を採取し，移植した(図12)．

最後に

乳頭乳輪再建で気を付けることは最後の仕上げの手術でトラブルを起こさないということである．ふくらみが出来上がり，完成に期待をよせている段階でのトラブルは患者のダメージが大きい．患者とよく話合い，各術式の特徴を理解いただいた上で適応を見極めることが，患者満足度を上げると考えられる．

参考文献

1) Momoh, A. O., et al.：The impact of nipple reconstruction on patient satisfaction in breast reconstruction. Ann Plast Surg. 69：389-393, 2012.
2) Losken, A., et al.：Time to completion of nipple reconstruction：what factors are involved? Ann Plast Surg. 70：530-532, 2013.
3) Momeni, A., et al.：Nipple reconstruction：evidence-based trials in the plastic surgical literature. Aesthetic Plast Surg. 32：18-20, 2008.
4) Jabor, M. A., et al.：Nipple-areola reconstruction：satisfaction and clinical determinants. Plast Reconstr Surg. 110：457-463；discussion 464-465, 2002.

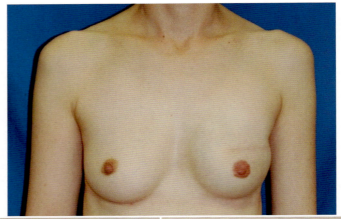

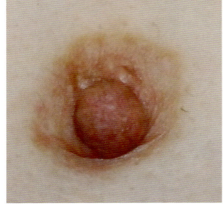 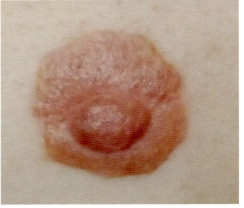

図 12. 症例 4：乳頭移植＋鼠径外陰部皮膚移植
a：術後 3 か月
b：健側(乳頭 horizontal 採取後)正面
c：患側側面．左右の大陰唇皮膚を乳輪部上下に位置させて移植した．

a
b | c

Summary　NAC 再建の患者満足度調査を行った文献．

5) Spear, S. L., et al.：Intradermal tattoo as an adjunct to nipple-areola reconstruction. Plast Reconstr Surg. 83：907-911, 1989.
Summary　NAC 再建における tattoo について理論と実践が記載されている．

6) Spear, S. L., Arias, J.：Long-term experience with nipple-areola tattooing. Ann Plast Surg. 35：232-236, 1995.

7) 小宮貴子，岩平佳子：【実践的局所麻酔―私のコツ―】乳輪・乳頭の形成外科・美容外科手術における局所麻酔のコツ．PEPARS. 72：20-27, 2012.

8) Sisti, A., et al.：Nipple-areola complex reconstruction techniques：A literature review. Eur J Surg Oncol. 42：441-465, 2016.
Summary　NAC 再建の review 論文．

9) Hugo, N. E., et al.：Nipple-areola reconstruction with intradermal tattoo and double-opposing pennant flaps. Ann Plast Surg. 30：510-513, 1993.

10) Schwartz, A. W.：Reconstruction of the nipple and areola. Br J Plast Surg. 29：230-233, 1976.

11) Nagura-Inomata, N., et al.：The optimal reconstruction size of nipple-areola complex following breast implant in breast cancer patients. Springerplus. 5：579, 2016.

12) Becker, H.：The use of intradermal tattoo to enhance the final result of nipple-areola reconstruction. Plast Reconstr Surg. 77：673-676, 1986.

13) Sakai, S., Taneda, H.：New nipple-sharing technique that preserves the anatomic structure of the donor nipple for breastfeeding. Aesthetic Plast Surg. 36：308-312, 2012.

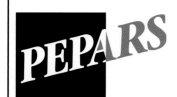

◆特集/ブレスト・サージャリー 実践マニュアル
広背筋皮弁による乳房温存術後の再建

冨田興一[*1]　矢野健二[*2]　細川 亙[*3]

Key Words : 広背筋皮弁(latissimus dorsi myocutaneous flap), 組織充填(volume replacement), 欠損部位(defect site), 欠損量(defect amount), 2次再建(secondary reconstruction), 乳輪乳頭変位(nipple areola malposition)

Abstract　乳房温存術では大部分の乳腺組織が温存されるため, 乳房の質感や知覚に優れる. 一方で, 切除部位・量や乳房形態によっては術後に大きな変形をきたすことがある. 術後の乳房変形を最小限とするため, これまで様々な oncoplastic surgery が報告されている. 体格的に日本人は組織充填法の適応となり易く, 中でも広背筋皮弁はその手技の簡便さと豊富な血流から, 乳房温存術後における有力な再建法と言える. 本稿では広背筋皮弁を用いた組織充填法について, その適応, 手術法, および2次再建例や組織不足例における工夫について述べる.

はじめに

乳房温存術(以下, 温存術)は術後に放射線照射を原則必要とする, 局所再発のリスクが残存するといった欠点があるものの, 大部分の乳腺組織が残存するために乳房の質感がよい, 全摘症例に比べて乳房知覚が有意に優れる[1]といった長所を有する. 一方で, 切除部位・量, および乳房の大きさ・形によっては術後に大きな変形をきたすことも多い. 何らかの oncoplastic surgery を行わなかった場合, 全乳房の 20% 以上を切除した温存症例のうち, 約 30% が不満足な結果であったとの報告もある[2]. 温存術における oncoplastic surgery では欠損組織を他の組織で充填する方法と, 残存組織を用いて乳房形態を整える方法があるが, 乳房サイズが比較的小さな日本人では前者の適応となることが多い. 本稿では広背筋皮弁を用いた充填法について, その適応, 手術法, および2次再建例や組織不足例における工夫について述べる.

広背筋皮弁による再建の適応

1. 欠損部位

胸背動静脈を血管茎とする広背筋皮弁は皮弁の回転軸が腋窩部となるために, 欠損部位が腋窩に近い程, より多くの組織充填が可能となる. また頭側と尾側の欠損に関しては, 後者において充填組織不足による再建乳房の術後挙上をきたしやすく, より注意を払うべきである. したがって, C領域(外頭側), A領域(内頭側), D領域(外尾側), B領域(内尾側)の順で適応を厳しくしていく必要がある.

2. 欠損量

広背筋皮弁の弱点は充填可能なボリュームが腹部皮弁などに比べて小さいことである. 広背筋皮弁の大部分を占めるのは筋体であるが, 胸背神経を温存したとしても術後の筋萎縮は避けられない. その程度は症例ごとに異なるものの, 3D解

[*1] Koichi TOMITA, 〒565-0871 吹田市山田丘2-2 大阪大学形成外科, 学部内講師
[*2] Kenji YANO, 大阪大学乳房再生医学寄附講座, 教授
[*3] Ko HOSOKAWA, 大阪大学形成外科, 教授

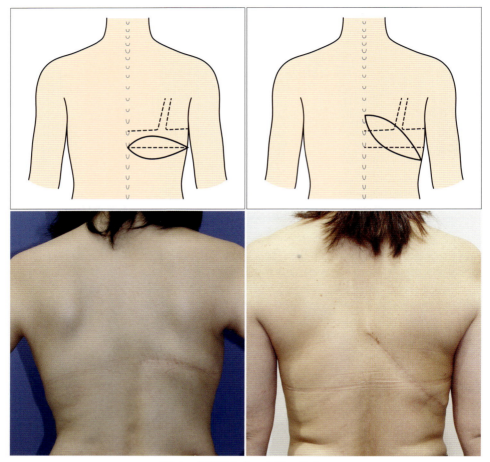

図 1. 広背筋皮弁の皮島デザイン
a：原則下着で隠れる高さに横軸でデザインする．写真は術後 3 年経過した皮弁採取部瘢痕の 1 例
b：斜めにデザインすることで皮弁量を増加させることができるが，瘢痕は長くなり目立ち易くなる．写真は術後 4 年経過した皮弁採取部瘢痕の 1 例

析を用いた我々の研究では，術後 2 年目において多くの症例で術中測定値の半分以下まで皮弁量が減少していた（未発表データ）．前述の欠損部位別の特徴と合わせて，現在我々は広背筋皮弁の適応基準を以下のように定めている．すなわち，全乳房に占める欠損量の割合が C 領域では 25％程度まで，A・D 領域では 20％程度までの症例を広背筋皮弁の適応とする．B 領域では皮島のみで欠損部が概ね充填できる症例を適応としている．

3．体格

背部皮下脂肪が厚い方が皮弁採取可能量は多くなるが，広背筋上の皮下脂肪厚は腹部皮下脂肪ほどの個人差はない．また背部脂肪厚と乳房サイズは多くの症例で正の相関があるために，体格によらず前述の基準で適応判断できることが多い．

手 術

1．皮島のデザイン

術前に立位にて下着の外縁をマーキングしておく．多くの症例では下着で隠れる高さに幅 12～15 cm，高さ 4～7 cm の横軸紡錘形の皮島をデザインする（図 1-a）．こうすることで下着着用時に隠れるのみでなく，術後における瘢痕の圧迫効果も得られると考えている．外側ではドッグイヤーが残り易く，内側では消失し易いために外側が尖ったろうそく型にするとよい．例外として，乳房下

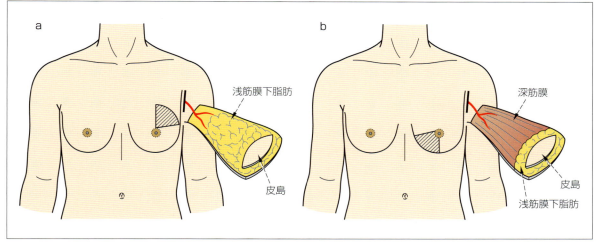

図 2. 欠損部位別による皮弁の挙上法
a：C 領域再建では全ての部位を浅筋膜下にて剥離する.
b：その他の領域再建では C 領域に相当する部位は深筋膜上で剥離を行い, その他は浅筋膜下で剥離する.

垂のある BD 領域欠損症例では皮弁の到達距離が不足するため, さらに尾側に皮島をデザインする必要がある. 皮弁ボリュームの増加目的で内頭側から外尾側方向の斜めデザインとすることもある(図 1-b)が, 採取部の瘢痕が長く, 体質によってはかなり目立ってしまうために原則行っていない. ただし, 背部皮下脂肪の厚い症例では前述の広背筋皮弁の適応基準を広げられる可能性はある.

2. 皮弁の挙上

欠損部位によって皮弁挙上の層を変化させる必要がある. C 領域では皮弁の全領域を欠損部へ充填可能であるので, なるべく多くの脂肪組織が皮弁に含まれるように浅筋膜下で皮弁の剥離を行う(図 2-a). A, B, および D 領域の再建では, C 領域の乳腺下を通り越して欠損部へ皮弁が充填されるため, C 領域に相当する部位では浅筋膜下の脂肪をつけずに深筋膜上で剥離を行う(図 2-b). 皮島より尾側の脂肪・筋体は 3〜5 cm 幅程度を皮弁に含めているが, 付加されるボリュームとしては小さい. 広背筋起始部を越えて腰部まで脂肪を追い求めると脂肪硬化をきたしやすく, また採取部の陥凹変形を生じるために, 我々は行っていない. 広背筋停止部の切断時においては, 胸背神経は筋体の萎縮予防目的で温存している. 術後の筋収縮が次第に消失していく症例と, 数年経っても能動運動が可能である症例があるが, 後者においても特に不満の訴えはない.

3. 皮弁のセッティング

術中においては欠損量に対して皮弁量は通常過剰であるため, 皮弁を欠損部にバランスよく充填する以外の操作は基本的に不要である. 固定を必要とするようなケースでは皮弁量が不足していることが多い. ただし, 腋窩から最も距離のある B 領域の再建では皮弁の後戻りが生じることがあるために, 皮島が乳輪乳頭切除部に露出する症例を除いて, 乳房下溝に皮弁を数針固定しておく方が無難である. また皮島を体表に露出する必要のない場合は, 可能なら脱上皮した皮島を胸壁側に配置することで, 術後放射線照射による皮島の硬化が残存した場合に表面から皮島が触れにくくなる.

術後合併症

1. 背部漿液腫

20〜30% の症例において背部漿液腫を生じる. 我々の過去の研究では肥満, 高齢が有意な漿液腫発生の危険因子であった[3]. 外来にて 2 週間毎程度の穿刺を行うが, 穿刺後に 0.5 ml 程度のケナコルトを腔内へ注入することで, 有意に漿液腫消

失までの期間が短縮することを経験している（未発表データ）.

2．肩関節可動域制限

殆どの症例で術後の日常生活に大きな支障をきたすことはないが，最近の研究において広背筋皮弁と術後放射線照射を行った場合，有意な肩関節の屈曲域・内転域の減少，および外転力・第2肩関節の内回転力の減少が生じたとの報告がなされた[4]．したがって，全症例において術後早期からの積極的なリハビリテーション介入を行うことが望ましいと考えられる.

2次再建例と皮弁量不足例における工夫

1．2次再建例

温存後の2次再建症例では，皮膚の欠損がなくとも術後放射線照射による高度の皮膚拘縮が生じている．そのため，1次再建のように皮下に皮弁を充填するのみでは良好な形態は得られず，また乳輪乳頭の変位がしばしば残存する．一方で，皮弁で拘縮を解除しようとすると，色調・質感が胸部と大きく異なる背中の皮膚が体表に露出してしまい，整容性が大きく損なわれる[5)6)]．我々はティッシュ・エキスパンダー（以下，TE）を予め皮下へ挿入することで拘縮皮膚の拡張，および乳輪乳頭変位の修正を行っている[7]．初回手術で皮膚切除が行われていなければ，ある程度の拘縮解除は可能である.

2．脂肪注入による皮弁の augmentation

前述のように採取可能な皮弁量に制限があることが広背筋皮弁の弱点である．一方で，面積の大きな広背筋筋体は良好な脂肪注入のレシピエントとなり得ると考えられる[8]．術後早期に放射線照射が行われる1次1期再建症例では移植脂肪の壊死，硬化が危惧されるために現時点では行っていない（2次的に移植する）が，2次再建症例においては挙上した皮弁内へ脂肪注入を行うことで皮弁量の増加が期待できる．注入箇所としては浅筋膜下脂肪内，および筋体内が主となる．通常，100〜150 ml の脂肪注入が可能である.

症　例

症例1：37歳，女性．左乳癌

左B領域の乳癌に対して温存術，腋窩センチネルリンパ節生検，および広背筋皮弁による1次1期再建術を施行した（図3-a）．切除標本重量80 gに対して，下着の高さに合わせて15×6 cmの横軸皮島をデザインした（図3-b）．皮弁より頭側では脂肪を付着させず，尾側では浅筋膜下脂肪を含めるようにして約330 gの皮弁を挙上した（図3-c）．C領域の乳腺下を通して皮弁を欠損部へ充填し，乳房下溝部において皮弁を吸収糸で数針固定した．術後しばらくは健側に比して患側乳房が大きい状態であったが，術後3年目においては良好な左右対称性が得られている（図3-d）．皮弁採取部も目立たない（図3-e）.

症例2：57歳，女性．右乳癌術後

他院にて右BD領域の乳癌に対して温存術，腋窩リンパ節生検が施行されたが，術後の乳房変形に関して当科へ紹介受診となった（図4-a）．皮膚欠損はなかったものの，高度の皮膚拘縮を認めたため，1回目手術においてTE（ナトレル® 133，LV13）を皮下へ挿入し，300 ml まで拡張した（図4-b, c）．15×6 cmの横軸皮島をデザインし，約220 gの皮弁を挙上した．一方，術前3D解析による推定必要組織量は260 ml であったために腹部から脂肪吸引を行い，筋体内・浅筋膜下脂肪内へ120 ml，皮島内へ30 ml の脂肪をColeman 法[9]に準じて注入した（図4-d）．TE周囲の被膜切除および乳房下溝形成を施行した後，皮弁を充填した（図4-e）．術後1年において乳房形態と乳輪乳頭変位の改善を認める（図4-f）.

まとめ

広背筋皮弁は手技が容易であり，放射線照射に耐え得る豊富な血流を有することから，温存手術後の再建材料として非常に有用である．一方で，適応を誤るとその後の修正は放射線照射の影響も相まって困難となることが多い．したがって，本

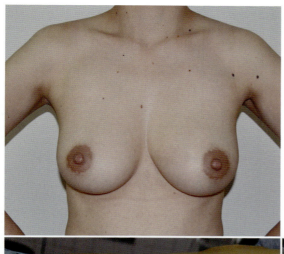
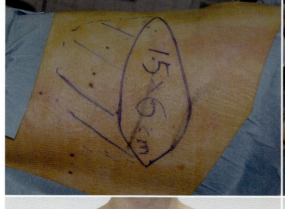
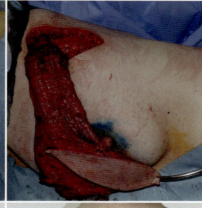
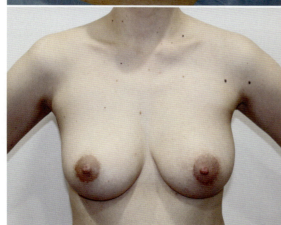
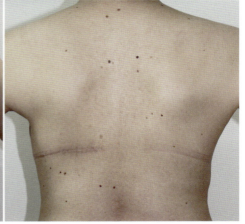

a	
b	c
d	e

図 3. 症例 1：37 歳．左 B 領域，一次一期再建
 a：術前の状態
 b：皮島のデザイン
 c：皮弁を挙上したところ
 d：術後 3 年の状態
 e：皮弁採取部の状態

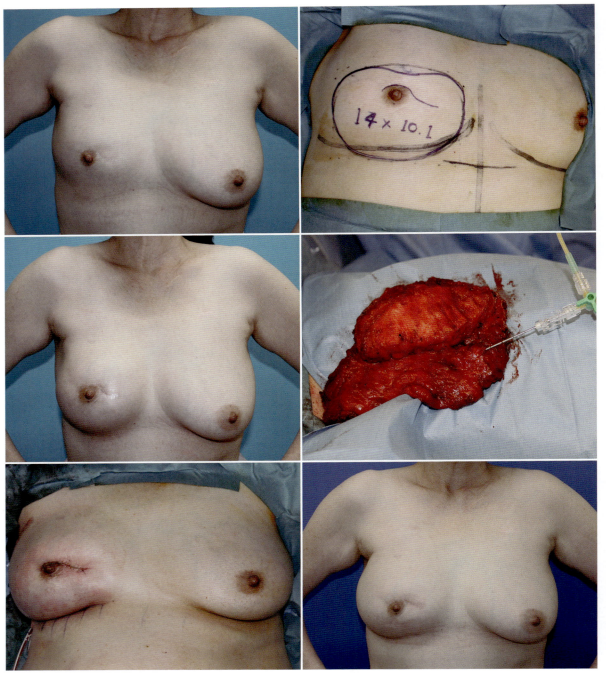

図 4. 症例 2：57 歳．右 BD 領域，二次二期再建
a：術前の状態
b：TE を BD 領域の皮下へ挿入した．
c：TE を 300 ml まで拡張した．
d：腹部から吸引採取した脂肪を皮弁内へ注入した．
e：手術終了時の状態
f：術後 1 年の状態

法を用いる際には術前における患者の評価，および乳腺外科医との密な連携が特に重要であると言える．

引用文献

1) Tomita, K., et al.：Recovery of sensation in immediate breast reconstruction with latissimus dorsi myocutaneous flaps after breast-conservative surgery and skin-sparing mastectomy. Ann Plast Surg. 66：334-338, 2011.
Summary　広背筋皮弁で1次再建を行った乳癌症例における術後知覚回復評価，およびその影響因子解析を乳癌術式別に行った論文．

2) Urban, C., et al.：Oncoplastic principles in breast conserving surgery. Breast. 20（Suppl 3）：S92-S95, 2011.
Summary　温存術における各種 Oncoplastic surgery の適応を乳房の形態，欠損サイズの点から述べている．

3) Tomita, K., et al.：Postoperative seroma formation in breast reconstruction with latissimus dorsi flaps：a retrospective study of 174 consecutive cases. Ann Plast Surg. 59：149-151, 2007.
Summary　広背筋皮弁を用いた乳房再建における背部漿液腫発生のリスク因子解析を行った論文．

4) Sowa, Y., et al.：Long-term prospective assessment of shoulder function after breast reconstruction involving a latissimus dorsi muscle flap transfer and postoperative radiotherapy. Breast Cancer. 2016 Jul 5.［Epub ahead of print］
Summary　温存術後に広背筋皮弁による1次再建と放射線照射を施行された患者の肩関節機能評価を行った論文．

5) Tomita, K., et al.：The role of latissimus dorsi myocutaneous flaps in secondary breast reconstruction after breast-conserving surgery. Eplasty. 13：e28, 2013.
Summary　広背筋皮弁を用いて温存術後の2次再建を行った症例において，術後の整容性評価を行った論文．

6) Tomita, K., et al.：Esthetic outcome of immediate reconstruction with latissimus dorsi myocutaneous flap after breast-conservative surgery and skin-sparing mastectomy. Ann Plast Surg. 61：19-23, 2008.
Summary　広背筋皮弁による1次乳房再建を行った症例における術後整容性評価，およびその影響因子解析を乳癌術式別に行った論文．

7) Tomita, K., et al.：Breast Reconstruction Following Breast-conserving Surgery with a Subcutaneous Tissue Expander and Latissimus Dorsi Flap. Plast Reconstr Surg Glob Open. 2：e231, 2014.
Summary　温存手術に伴う乳房変形と乳輪乳頭変位を TE と広背筋皮弁を併用して2次修正を行った報告．

8) Zhu, L., et al.：Maximizing the Volume of Latissimus Dorsi Flap in Autologous Breast Reconstruction with Simultaneous Multisite Fat Grafting. Aesthet Surg J. 36：169-178, 2016.
Summary　乳房全摘症例において広背筋皮弁移植，および皮弁内・残存胸部組織内への脂肪注入を併用して再建を行った結果を報告した論文．

9) Coleman, S. R.：Long-term survival of fat transplants：controlled demonstrations. Aesthetic Plast Surg. 19：421-425, 1995.
Summary　現在脂肪注入法の標準術式となっている Coleman 法の根拠となった論文．

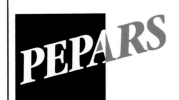

◆特集／ブレスト・サージャリー 実践マニュアル

乳腺全摘出後の遊離穿通枝皮弁による乳房再建についてのアルゴリズム

佐武利彦[*1]　本間有貴[*2]

Key Words：遊離穿通枝皮弁(free perforator flap)，DIEP flap，GAP flap，PMTP flap，自家組織再建(autologous tissue reconstruction)

Abstract 当院では，温かく柔らかい自然な乳房の再建を目指して，遊離穿通枝皮弁を多く取り扱っており，近年本邦でも使用頻度が高い deep inferior epigastric artery perforator flap（以下，DIEP flap）の他に，殿部や大腿部の穿通枝皮弁も積極的に使用している．これらは，患者の乳房の大きさ，形態，下垂の程度，採皮部の手術の既往や皮膚の状態，挙児希望の有無などから患者に適する皮弁を総合的に判断して選択するが，おおまかには乳房が小さければ大腿部の皮弁を，乳房が大きくなるにつれて殿部，腹部の皮弁を考慮している．それぞれの皮弁毎の特徴もあり，殿部の脂肪織は厚く線維成分が多いことから下垂がなく突出した乳房を作成することができ，腹部は乳房の皮膚と質感が似ているため，皮膚も再建に用いることが出来る．加えて，患者の希望次第では健側乳房の縮小術や，乳房再建の皮弁挙上時の組織を用いて健側乳房豊胸術を行うこともある．

はじめに

自家組織移植による乳房再建術には筋皮弁移植，穿通枝皮弁移植，脂肪移植などがある．以前は遊離腹直筋皮弁など筋皮弁を用いた再建が多く用いられてきたが，筋肉を部分的に採取することにより術後の腹直筋機能低下，腹壁の腹部膨隆や腹壁ヘルニアといった合併症を引き起こす可能性があった[1]．しかし，手技の向上に伴い，そうした機能障害を起こさないだけでなく，柔らかく温かい自然な乳房を求めるようになった．穿通枝皮弁はこれを可能にしており，当院では多く取り扱っている．乳房再建で使用される遊離穿通枝皮弁はいくつか種類があるが，今回は当院で行っている穿通枝皮弁による乳房再建について，皮弁選択のアルゴリズムと，それぞれの皮弁の特徴について述べる．

乳腺全摘出後の乳房再建における当院での皮弁選択アルゴリズム

乳腺全摘出後の乳房再建で使用される遊離穿通枝皮弁には，腹部の遊離穿通枝皮弁である深下腹壁動脈穿通枝皮弁(deep inferior epigastric artery perforator flap；以下，DIEP flap)，殿部の上殿動脈穿通枝皮弁(superior gluteal artery perforator flap；以下，S-GAP flap)と下殿動脈穿通枝皮弁(inferior gluteal artery perforator flap；以下，I-GAP flap)，大腿近位部の横軸型薄筋穿通枝皮弁(transverse myocutaneous gracilis perforator flap；以下，TMG perforator flap)と後内側大腿穿通枝皮弁(posterior medial thigh perforator flap；以下，PMT perforator flap)があり，どの皮弁を用いるかは，乳房の大きさ，下垂の程度，採皮部の手術の既往や皮膚の状態，挙児希望の有無などから総合的に判断している[2)3]．

当院でのアルゴリズムを図1に示す．おおよその皮弁選択は，乳房の大きさを元に考慮される．まず，AA〜B cup，乳腺切除量が250 g以下と乳

[*1] Toshihiko SATAKE，〒232-0024 横浜市南区浦舟町 4-57 横浜市立大学附属市民総合医療センター形成外科，准教授
[*2] Yuki HOMMA，同，医員

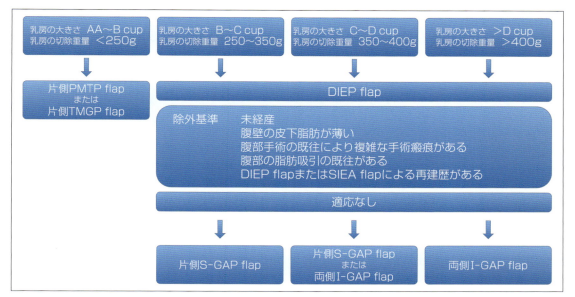

図 1. 片側乳房再建のアルゴリズム

房が小さい場合は,大腿の皮弁を考慮する.それぞれの皮弁の特徴や利点については後述する.
B cup 以上,乳腺切除量が 250～300 g 以上の乳房では DIEP flap を考慮する.DIEP flap は十分な組織量を採取することができ,同一体位で手術が可能であることから第一選択としている.ただし,1)出産希望のある患者,2)腹部皮下脂肪量が不十分な患者,3)帝王切開,腹部手術の既往などで腹部に瘢痕があり,皮弁の血行が保てないと考えられる患者,4)DIEP/SIEA flap を採取したことのある患者,5)以前に腹部より脂肪吸引をしたことがある患者では,DIEP flap を適応することが難しい.この時に,次に考慮する皮弁は殿部の遊離穿通枝皮弁である.以前は片側 I-GAP flap を用いたこともあったが,術後に下殿溝の左右差を生じるため,現在では原則として行っていない.当科では B～C cup,乳腺切除量が 250～350 g 程度の乳房では片側 S-GAP flap を,C～D cup,350～400 g では片側 S-GAP flap もしくは両側 I-GAP flap を,D cup 以上,400 g 以上であれば両側 I-GAP flap を考慮している[4)5)].両側 I-GAP flap 再建は,胸壁と内側の移植床血管と 2 か所で血管吻合を行った後に,皮弁を 2 つ縦置きに配置して乳房マウントを作成するというものである.

殿部の遊離穿通枝皮弁は,乳房の大きさだけでなく患者のライフスタイルも皮弁選択の一助となる.たとえば,I-GAP flap の皮弁採取量が多くなるにつれて坐骨部の脂肪織の厚みがなくなり長時間の座位により疼痛を引き起こす可能性があるので,普段座位の時間が長い事務職の患者では I-GAP flap よりは S-GAP flap を選択したい.

以上が片側乳房再建における皮弁選択のアルゴリズムである.加えて,当院では患者個々の希望に応じたテーラーメイド医療を実現させるべく,様々な術式に取り組んでいる.例えば,乳房がかなり大きく乳房下垂や重量感に悩んでいる患者に対しては,患者が希望する乳房のサイズに応じて皮弁を選択し,健側乳房縮小術を併用する方法を提案している.反対に,乳房がもともと小さく豊胸希望のある患者には,DIEP flap による乳房再建術と同時に superficial inferior epigastric artery flap(以下,SIEA flap)による健側乳房豊胸術を行うことを選択肢の 1 つとして提示している.単純な乳房再建術よりも難易度が高く,手術時間が長くなり,医原性合併症のリスクが高くなる可能性はあるが,DIEP flap で血流の悪い zone Ⅳ を SIEA flap として再利用することにより皮弁を無駄なく使用することができる利点もある[6)].

皮弁の特徴

1.DIEP flap

DIEP flap は皮下脂肪が十分な患者では他の穿

通枝皮弁と比較して大容量の脂肪採取可能な部位であり，乳房の大きい患者では第1選択となる皮弁である．乳房皮膚とのカラーマッチがよく，質感が似ているため皮膚も再建に用いることが可能であり，下垂のある乳房も作成しやすい．また，長い血管柄が得られることから皮弁設置の自由度が高く，口径が太く安定した血行が得られることが挙げられる．DIEP flap で使用する深下腹壁動静脈は内側穿通枝と外側穿通枝に分かれるが，内側穿通枝では zone Ⅰ，Ⅱを中心に，外側穿通枝では zone Ⅰ，Ⅲを中心に組織を使用する．また外側穿通枝では，内側穿通枝を選択する場合と比較して浅層を横行する肋間神経が露出することが多い．腹直筋の血行と運動機能を保持するためにはできる限り温存することが望まれる[7]．穿通枝の剝離操作を容易に行うために予め 3D-CT などで穿通枝を確認しておき，なるべく内側穿通枝を使用するようにしている．

2．TMG/PMT perforator flap[8]

大腿近位部の内側から後面は比較的厚みのある皮下組織を有し，大腿深動静脈の複数の穿通枝で栄養されている．大腿内側面の中央付近では内側大腿回旋動静脈の穿通枝により TMG perforator flap を挙上でき，大腿内側から後面へ移行する部分には大腿深動静脈から直接派生する穿通枝により PMT perforator flap を挙上することができる．これらが乳房再建のよい適応となる症例は，挙児希望のある乳房の小さな若い女性や，痩せ型で授乳歴がありわずかに下垂し，やや萎縮した乳房を持つ患者である．また出産授乳歴がなく下垂のない小さな乳房の患者でも，皮弁の設置法に工夫を加えることで十分に再建できる．欠点は，症例によっては皮膚の色素沈着，体毛，ストレッチマークを考慮しなければならず，皮島を使用しなければならない症例には適していないことが挙げられる．

3．S-GAP/I-GAP flap

殿部は体幹の他部位と比較して最も厚みのある皮下脂肪を有し，上下殿動静脈からの複数の太い穿通枝が存在する．殿部上方からは S-GAP flap，殿部下方からは I-GAP flap の挙上が可能である．諸外国では GAP flap は TRAM flap や DIEP flap

などの下腹部の遊離穿通枝皮弁の使用が難しい場合に候補となるが，手術における難点も多く，本邦ではあまり使用されていない．その理由として，第一に，皮弁挙上と皮弁移植時に計2回の体位変換を要し，他の皮弁のように乳房マウント作成と皮弁採取部の閉創を同時に行えないため手術時間が長い．次に，皮弁挙上時は，殿部皮下脂肪に存在する数本の穿通枝の中から血管柄の候補となる穿通枝を選択するのが難しい．そして，血管柄の剝離時には厚い殿筋内を深層に向かって展開する必要がある．こうして得られた血管柄の動脈は細く，静脈は太く口径差があり，かつ血管柄も短いため，血管吻合や皮弁設置が難しい．また，殿部の皮膚は術後漿液腫を合併する割合が比較的多い．さらに，大腿と同様に生毛，色素沈着やストレッチマークがあると皮膚を使用することは難しい．これらの欠点はあるが，厚く線維成分の多いしっかりした脂肪織を採取できるという特徴から，挙児希望のある若い女性，痩せ型で腹部からは皮弁を採取できないが乳房の大きい患者，プロジェクションのある乳房を有する患者にはよい適応となる．また，皮弁採取部位が下着に隠れるという利点があり，傷痕を気にする患者に適する．ただし，I-GAP flap を片側のみ採取した場合には左右差が目立つため避けたい．1つの皮弁のみでは容量が不足する場合には，両側 I-GAP flap を採取することで DIEP flap に劣らない皮弁組織量を確保することが可能である．

症　例

症例 1：DIEP flap を用いた一次一期乳房再建術．51 歳，右乳癌（図 2）

右乳癌に対して他院で乳腺全摘術および腋窩リンパ節郭清術を施行された．比較的大きめの乳房であり，腹部の皮下組織も十分ある．DIEP flap による再建の適応であり，当院でティッシュ・エキスパンダーが挿入されている．

前回の手術瘢痕を切除するように切開し，ティッシュ・エキスパンダーを除去した．深下腹壁動静脈は左右ともに内側列が発達しており，より血管径が太くしっかりしている左側を選択し，

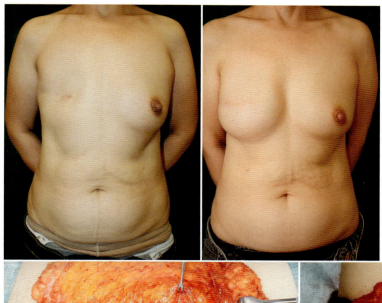
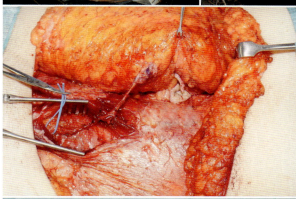
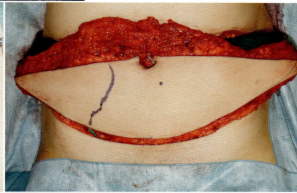
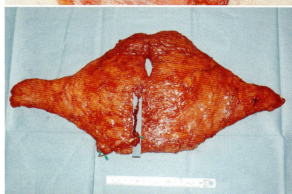
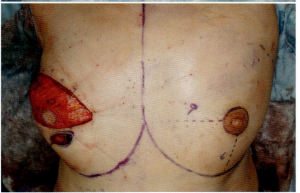
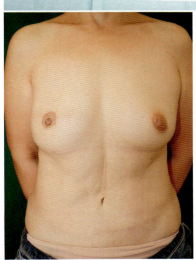

図 2.
症例 1：DIEP flap を用いた一次一期乳房再建術．51 歳，右乳癌
a：術前正面．右乳房へのティッシュ・エキスパンダー挿入前
b：術前正面．右乳房へのティッシュ・エキスパンダー挿入後
c：術中所見．DIEP flap の挙上．左深下腹壁動静脈内側列を選択した．
d：術中所見．ICG 造影し，ピオクタニンで引いた線より右側は不均一に染まった．
e：術中所見．皮弁の裏側．採取した皮弁重量は 810 g であった．
f：術中所見．乳房マウントの作成．皮弁の皮膚は monitoring 皮弁以外を denude し，皮下ポケットに挿入した．移植重量は 328 g であった．
g：術後所見

a	b
c	d
e	f
g	

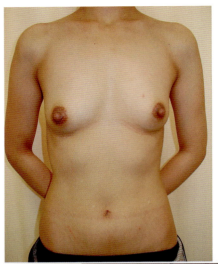
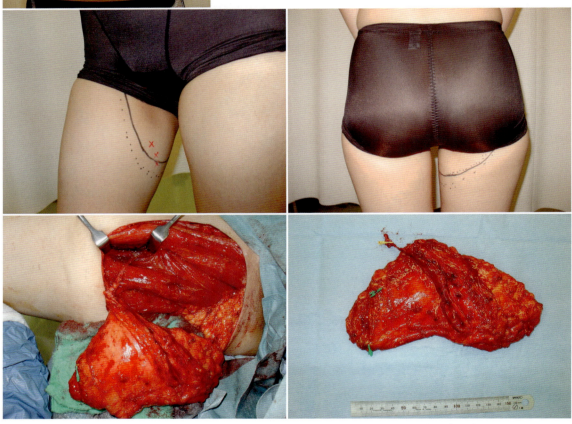

図 3-a〜e. 症例 2：PMT flap を用いた一次一期乳房再建術. 37 歳, 左乳癌
a：術前正面. 皮下乳腺全切除術と大腿部からの遊離皮弁による再建術, 乳頭乳輪同時再建術を予定した.
b：ドナー部のデザイン. 右大腿部に穿通枝皮弁のデザインを行った.
c：ドナー部の後面のデザイン
d：術中所見. PMT flap の挙上. 大内転筋の穿通枝を深部まで追った.
e：術中所見. 採取した PMT flap. 採取した皮弁重量は 202 g であった.

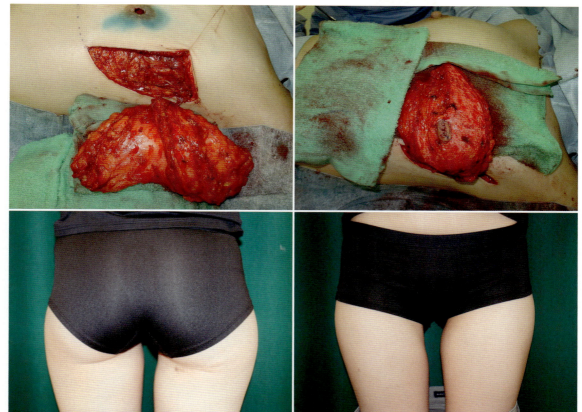

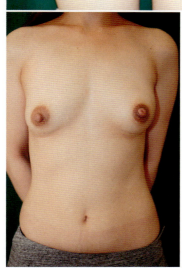

図 3-f〜j.
症例 2：PMT flap を用いた一次一期乳房再建術．37 歳，左乳癌
 f：術中所見．血管吻合．外側胸動静脈と血管吻合を行った．
 g：術中所見．乳房マウントの作成．皮弁は大腿後面の皮弁の厚みのある部分が頭側，大腿内側の皮弁の薄い部分が尾側になるよう corning して設置した．
  移植重量は 178 g であった．
 h：術後後面．皮弁採取部は左側と比較してやや陥凹している．
 i：術後正面．皮弁採取部
 j：術後正面

内胸動静脈に吻合した．皮弁は ICG 染色で血流不良であった zone Ⅳ と，zone Ⅱ の一部を切除して乳房マウントを作成した．

　症例 2：PMT flap を用いた一次一期乳房再建術．37 歳，左乳癌（図 3）
　BMI 17.5 と痩せ型で，未婚・挙児希望のある若年患者である．下腹部の皮下脂肪は薄いが，大腿部の皮膚はゆとりがあった．
　左乳癌に対して，乳房外側縁切開から skin sparing mastectomy（SSM）およびセンチネルリンパ節生検術を施行した．右大腿からの皮弁挙上も同時進行で開始した．大内転筋穿通枝が 2 本，大内転筋と半膜様筋の間に 1 本穿通枝を認め，最も太く乳房マウントを作成しやすそうな大内転筋

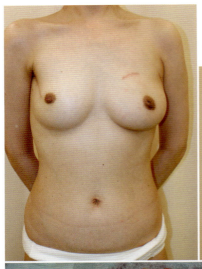
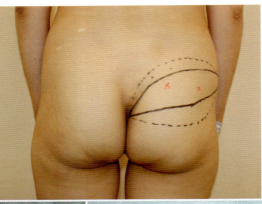
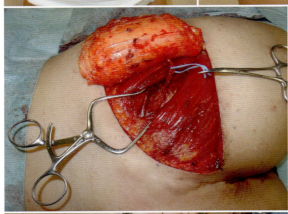
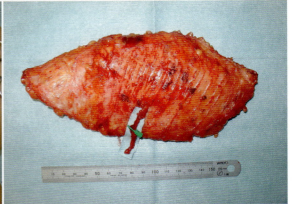
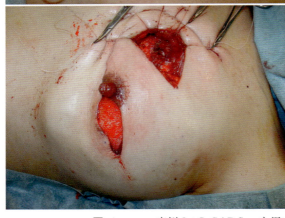

図 4-a〜e. 症例 3：S-GAP flap を用いた一次一期乳房再建術. 45 歳, 左乳癌
a：術前正面. 以前右乳癌に対して乳房温存術の既往がある. 左乳房 A 領域に切開生検時の手術瘢痕を認める.
b：術前ドナー部. 皮島は 5.5×23.0 cm, 脂肪弁は上縁 2.0 cm, 下縁 3.0 cm とした.
c：術中所見. 外側の S-GAP flap を挙上した.
d：術中所見. 皮弁重量は 204 g であった.
e：術中所見. 皮弁の両端を折り返すようにして IMF 側の丸みを作成した. 皮弁移植重量は 200 g であった.

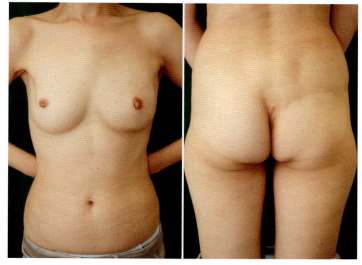

f｜g

図 4-f, g. 症例 3：S-GAP flap を用いた一次一期乳房再建術．45 歳，左乳癌
　f：術後正面．良好な形態を保っている．
　g：術後ドナー部．左右差なく形態良好である．

穿通枝を選択した．外側胸動静脈と血管吻合を行い，脱上皮した皮弁を移植した．また，乳頭乳輪再建も同時に行った．

症例 3：S-GAP flap を用いた一次一期乳房再建術．45 歳，左乳癌(図 4)

　左乳癌に対して，nipple sparing mastectomy (NSM) が施行された．卵巣囊腫に対する開腹手術の既往があり腹部に手術瘢痕を認めることや，居合で腹筋を使うことから腹部皮弁の適応は難しく，またプロジェクションのある乳房を有することからドナー部を殿部とした．乳輪下切開と乳房 A 領域の術後瘢痕を切除し，皮下乳腺全切除術を行った．次に大殿筋の筋膜下剝離を進め，大殿筋の外側のより太い穿通枝 1 本を血管柄として選択し，さらに剝離を進め長さ 4.8 cm の血管柄を得た．皮弁を切離し血行再建は内側胸動静脈と吻合を行い，脱上皮した皮弁を移植した．

まとめ

　乳腺全摘出後の遊離穿通枝皮弁による乳房再建について，当院でのアルゴリズムを述べた．乳房再建時に最も使用頻度の高い皮弁は DIEP flap であるが，これを使用することができない患者や，乳房の小さい患者には殿部や大腿部の皮弁を選択

肢として提示しており，それぞれの患者に適した乳房再建が可能となっている．

参考文献

1) 佐武利彦：遊離深下腹壁動脈穿通枝皮弁(free DIEP flap)による乳房再建術．乳癌の臨床．**18**(1)：94-99, 2003.
　Summary　DIEP flap 採取方法や注意点について．

2) Satake, T., et al.：Unilateral Breast Reconstruction Using Bilateral Inferior Gluteal Artery Perforator flaps. Plast Reconstr Surg Glob Open. 3：e314；doi：10.1097/GOX.0000000000000287；Published online 2 March 2015.
　Summary　両側 I-GAP flap による乳房再建について．

3) Fujimoto, H., et al.：Donor site selection and clinical outcomes of nipple-areola skin-sparing mastectomy with immediate autologous free flap reconstruction：A single-institution experience. EJSO. **42**：369-375, 2015.
　Summary　当院における皮下乳腺全摘出術後の遊離穿通枝皮弁による再建術の皮弁選択についての報告．

4) 佐武利彦：【穿通枝皮弁をうまく使うには】皮弁の実際─安全な挙上法および臨床応用─(5)上・下

殿動脈穿通枝皮弁. 形成外科. **58**(6)：649-659, 2015.
Summary 殿部の遊離穿通枝皮弁の適応, 解剖, 手術手技について.

5) 黒田真由：【乳房再建術 update】臀部の遊離穿通枝皮弁（GAP flap）による乳房再建術. PEPARS. **84**：81-91, 2013.
Summary 殿部の遊離穿通枝皮弁の適応, 解剖, 手術手技について.

6) 佐武利彦：【穿通枝皮弁マニュアル】下腹部の動脈皮弁・鼠径部の穿通枝皮弁の挙上法と臨床応用―浅下腹壁動脈皮弁（SIEA flap）と浅腸骨回旋動脈穿通枝皮弁（SCIP flap）―. PEPARS. **37**：49-59, 2010.
Summary SIEA/SCIP flap の解剖, 手術手技について.

7) 矢野健二：【乳房再建のコツ―整容的観点から―】深下腹壁動脈穿通枝皮弁（DIEP flap）を用いた乳房再建. PEPARS. **10**：66-71, 2006.
Summary DIEP flap の手術方法について.

8) 佐武利彦：【乳房再建術 update】大腿近位部の遊離穿通枝皮弁（TMG perforator flap/PMT perforator flap）による乳房再建術. PEPARS. **84**：68-79, 2013.
Summary 大腿近位部の遊離穿通枝皮弁の適応, 解剖, 手術手技について.

アトラス

きずのきれいな治し方

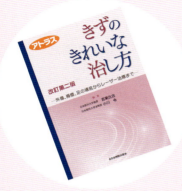

改訂第二版

―外傷、褥瘡、足の壊疽からレーザー治療まで―

編集／日本医科大学教授　百束比古　　日本医科大学准教授　小川　令

2012年6月発行　オールカラー　B5判　192頁　本体価格5,000円＋税

「きず」をいかに少なく目立たなくするかをコンセプトとして、
オールカラーアトラス形式はそのままに、**詳細な縫合法、褥瘡、**
瘢痕拘縮など、内容を**大幅ボリュームアップして大改訂！**
「きず」を診る全ての医師、看護師の方々、是非手にお取り下さい！

1. きずの種類と治り方
   ―きれいなきずになるまでの考え方―
2. きずの保存的な治し方
   ―消毒剤・外用剤・創傷被覆材の種類と使い方―
3. 手術で治す方法
   ―形成外科の縫い方と皮膚移植―
4. 顔のきず・その治し方
   ―新しくできた顔のきずの治療で気をつけること―
5. 指のきずの治療と管理
   ―指の治療で気をつけること―
6. 慢性創傷と治し方（総論）
   ―古いきずを治すには―
7. 褥瘡の治療
   ―とこずれをどう治療するか―
8. 放射線潰瘍
   ―放射線でできた潰瘍はなぜ治りにくいか―
9. 下腿潰瘍
   ―治りにくいのはなぜか、手術はどうやるのか―
10. 足の壊疽
    ―治りにくいのはなぜか、
    どうやって治療するのか、どこで切断するのか―
11. 熱傷・熱傷潰瘍
    ―やけどとその後遺症はどうするか―
12. 瘢痕・瘢痕拘縮
    ―整容と機能の両面から―
13. ケロイドと肥厚性瘢痕
    ―赤く盛り上がったきずあとは何か―
14. きずから発生する重篤な疾患について
    ―ラップ療法など密閉療法によるものを含めて―
15. 美容目的の異物埋（注）入と傷跡
    ―顔面と乳房―
16. 傷跡のレーザー治療
    ―美容外科ではきずにどう対応するか―
17. スキンケアの実際
    ―皮膚をやさしく扱うには―
18. 傷跡のリハビリテーション

コラム　陰圧閉鎖療法（VAC療法）―その理論と実際―
　　　　局所皮弁法の新しい波―穿通枝皮弁とプロペラ皮弁―
　　　　切断指、デグロービング・リング損傷の治療
　　　　消毒の誤解・ラップ療法の功罪
　　　　再生医療と成長因子の知識
　　　　マゴットセラピーについて
　　　　薄い皮弁による整容的再建
　　　　―皮弁は厚いという常識への挑戦―
　　　　産婦人科手術とケロイド
　　　　きれいな刺青の除去

（株）全日本病院出版会

〒113-0033　東京都文京区本郷3-16-4
TEL：03-5689-5989　FAX：03-5689-8030

おもとめはお近くの書店または弊社ホームページ（http://www.zenniti.com）まで！

◆特集／ブレスト・サージャリー 実践マニュアル

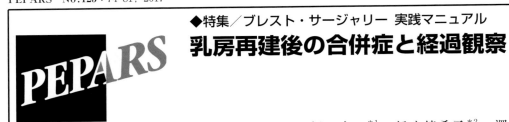

乳房再建後の合併症と経過観察

梁　太一[*1]　松本綾希子[*2]　澤泉雅之[*3]

Key Words：合併症(complication)，経過観察(follow-up)，乳房シリコンインプラント(silicone breast implant)，破損(rupture)，超音波(ultrasound)，magnetic resonance imaging system；MRI system

Abstract　いかなる手術にも，合併症は起こり得るものである．乳房再建術は，人工物を用いることや，遊離皮弁では血管吻合を要することからも，他の形成外科手術と比較して合併症の起こる可能性が高い手術と言える．本稿では乳房再建を大きく人工物による再建と自家組織による再建とに分けて，各々の合併症とその対策について述べる．また，術後の経過観察において，とりわけ重要となる人工物の破損については，エコーとMRIの読み方を記した．本稿が乳房再建に関わるすべての医療従事者にとっての一助となれば幸いである．

合併症

1．人工物の合併症とその予防，対策

社会的・身体的・精神的理由により長期入院，長時間手術が向かない患者にとって，人工物による乳房再建は現時点で最も低侵襲で安全が確立された方法である．しかし人工物であるがゆえに，自家組織再建とは異なる合併症があることを認識しておかなくてはならない．以下に代表的な合併症を挙げ，その対処法について解説する．

A．位置異常・回転

シリコン乳房インプラント(SBI)は，挿入術後，徐々に変位することがある．その理由としてティッシュ・エキスパンダー(TE)による尾側拡張不足[1)]や強い被膜拘縮による頭側変位，術後漿液腫による過拡張やアンカリング糸外れによる尾側変位，下着の不適合による内側・頭側変位などが挙げられる．また，アナトミカル型の場合は被膜形成前に強い圧迫などが加わると，回転しトップが移動し形態異常をきたす(図1)．

予防策としては，適切な位置に挿入されたTEを十分に拡張してからSBIに入れ替えること，術後漿液腫は適切に穿刺などでコントロールすること，過度な圧迫を行わないことなどが挙げられる．当院では術直後には出血予防のためにバストバンドを用いた圧迫を行うが，退院後は術後用下着など圧迫のないものを着用させており，変位予防のための圧迫は必要ないと考えている．変位や回転が生じた直後であれば，用手的整復が可能である．変位や回転後の位置で被膜が形成され定着してしまった場合は，手術による修正術が必要となる．ただし回転した状態の方が下着を着けやすいなど，患者が不満に思っていない場合もあるので，修正術の際は患者自身の希望についてよく相談する必要がある．

B．被膜拘縮

術後およそ3週間でSBI周囲に線維性被膜が形成されるが，過度に拘縮を起こすと整容性の低下や違和感，疼痛の原因となる．テクスチャードタイプのSBIはスムースタイプと比べて被膜拘縮の頻度が低いとされているが，皮下組織が薄い

[*1] Teiru RYAN，〒104-8560　東京都中央区明石町9-1　聖路加国際病院形成外科
[*2] Akiko MATSUMOTO，〒135-8550　東京都江東区有明3-8-31　がん研有明病院形成外科
[*3] Masayuki SAWAIZUMI，同，部長

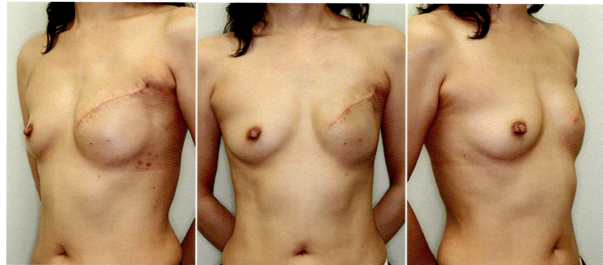

▲図 1.
自己判断によるナイトブラ着用により 150°回転した.

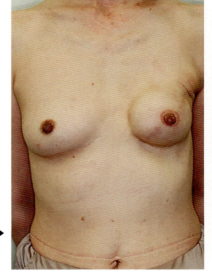

図 2. ▶
被膜拘縮
(Baker 分類Ⅲ度)

場合には強い拘縮がなくとも拘縮感が強かったり,SBI の輪郭が外見上にも目立ったりする場合がある(図 2).潜在性細菌感染が被膜拘縮のリスク因子であり術野の抗生剤洗浄やイソジン消毒により発生率が減少したとの報告があるが[2],未だ原因は明らかではなく予防策も確立していない.軽度の拘縮であれば,被膜切開により内部のスペースを広げることで改善可能である.拘縮が強く常に痛みを感じるような場合には,人工物抜去の上,自家組織再建も選択肢となる.

C.感　染

人工物挿入において代表的な合併症である.周術期感染が多いが,術後数年経過してからの感染も散見される(図 3).乳房切除と同時に人工物を挿入する場合に最も発生しやすく,施設によって差はあるもののおよそ 5～10% の感染率であり[3)4)],TE から SBI への置換手術時の感染率は 2% 程度である[5].これは,乳房切除による皮弁壊死や漿液腫による長期ドレーン留置などの感染経路の存在がリスクであることを示唆しており,周術期抗生剤投与,清潔操作の徹底,手術時間の短縮などにより感染予防に努める.

術後,発赤・浸出液・発熱など感染が疑われた場合には,超音波によりポケット内に液体貯留がないかを確認する.貯留のない場合には軟部組織

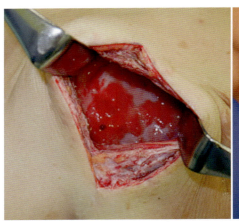
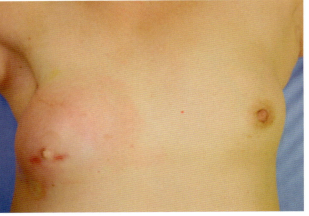

図 3. 術後問題なく経過していたが，術後 2 年目に感染した．

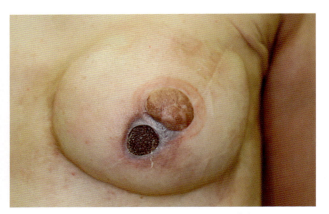

図 4. 感染に起因しない SBI の露出

感染として抗生剤投与にて経過観察を，貯留がある場合には人工物に感染が及んでいると判断し，早期の手術介入を考慮する．人工物感染の基本は抜去，洗浄デブリドマンであるが，ポケット内部の不良肉芽が少ない場合には，入念な洗浄デブリドマンののち，新しい人工物への入れ替えを考慮してもよい（一期サルベージ）．主な起因菌は黄色ブドウ球菌であるが，院内感染症としての MRSA や緑膿菌が原因となることもあるため，感染が疑われた場合には抗生剤投与前に適切な培養検体を採取し起因菌を同定するように努める．培養結果が得られるまでは，黄色ブドウ球菌と MRSA をカバーする抗生剤で治療を開始し，術後培養結果の判明後 de-escalation して，再燃のないことを確認する．

D．露　出

明らかな感染を伴わずに SBI が露出すること があり（図 4），術後数か月以上経過してから起こる場合もある．原因は菲薄な乳切皮弁，下着不適合などによる圧迫からの潰瘍形成，放射線照射[6]，乳頭形成後創部治癒遅延などがあるが，いずれもはじめは pin-hole から始まって徐々に拡大し，最終的には露出にいたる．軟膏塗布など保存的治療では改善が期待できないため，より小さいサイズの SBI または自家組織への置換によって傷害された皮膚および皮下組織を除去し，乳房としてのボリュームを再補充する必要がある．露出部だけでなく周囲の皮下組織にもダメージが及んでいることが多いので，実際には広範囲の露出にいたる前に手術介入を行うことが勧められる．

E．破　損

現行の第 5 世代 SBI は外殻が 3 層構造で内側からシリコンの浸み出しが少なく，またシリコンゲル自体の粘稠性が高いため外殻が破綻しても液状に漏出しにくい構造になっている．しかしながら経年劣化や過度の外力，被膜拘縮，手術時の損傷などが原因で破損する可能性があり，手術時の損傷が最も多いと報告されている[7]．また破損率は経年的に増加する[8]ため，継続したフォローアップが必要である．早期の破損であれば自覚症状はなく触診でも認識できない．進行すると全体が過度に柔らかく感じられる場合もあるが，発赤や疼痛など明らかな症状を呈することは稀である．診断には MRI や超音波の有用性が報告されている[9)10)]が，適切な入れ替え時期については今後の検討が必要である．

表 1. Proposed TNM Staging for Breast Implant—Associated Anaplastic Large-Cell Lymphoma
（文献 12 より引用）

TNM or Stage Designation	Description
T：tumor extent	
T1	Confined to effusion or a layer on luminal side of capsule
T2	Early capsule infiltration
T3	Cell aggregates or sheets infiltrating the capsule
T4	Lymphoma infiltrates beyond the capsule
N：lymph node	
N0	No lymph node involvement
N1	One regional lymph node(+)
N2	Multiple regional lymph nodes(+)
M：metastasis	
M0	No distant spread
M1	Spread to other organs/distant sites
stage	
ⅠA	T1N0M0
ⅠB	T2N0M0
ⅠC	T3N0M0
ⅡA	T4N0M0
ⅡB	T1-3N1M0
Ⅲ	T4N1-2M0
Ⅳ	TanyNanyM1

F．未分化大細胞リンパ腫 (anaplastic large cell lymphoma；ALCL)[11]

　SBI に関連して発生する ALCL を BI-ALCL (Breast Implant associated ALCL)として区別することが近年提唱されている．1～3/100 万人と稀ではあるが，SBI に関連して発生する悪性腫瘍として認識しておくべき疾患である．本邦での報告例はなく，また保険収載から日が浅いため形成外科医においても認知度は未だ低い疾患概念であると思われるが，米国ではすでに TNM 分類（表 1）および治療法について検討が行われている．主要な症状は SBI 周囲の遅発性漿液腫であり，進行すると腫瘤を形成し遠隔転移する場合もある．またリンパ腫に特徴的な B 症状（発熱，盗汗，体重減少）を伴う場合もある．治療法は外科的切除が第一選択であり，被膜を含め腫瘍が完全に切除されれば予後はきわめて良好とのことである[12]．術後フォローアップにおいては ALCL の有無についても念頭に置き，術後 6 か月以降に発生した遅発性漿液腫に対しては，穿刺のうえ細胞診を行って鑑別を行うことが推奨される．

2．自家組織乳房再建の合併症とその予防，対策

　自家組織乳房再建は大きく有茎皮弁と遊離皮弁とに分けられる．各々の，乳房再建における代表的な皮弁（有茎：広背筋皮弁，遊離：DIEP）についてその合併症と対策について述べる．

A．広背筋皮弁による乳房再建の合併症と対策
1）筋皮弁採取部の浸出液貯留

　腰背部を広範囲に剝離した場合，ドレーン抜去までに 2 週間程度を要することが多い．ドレーン抜去後も浸出液が溜まり続けることが多く，約 20％は seroma 状態になると言われており[13]，定期的な穿刺が必要となることもある．最近では，PGA（ポリグリコール酸）の不織布（ネオベール®）を筋皮弁採取部に用いることで，術後の seroma 発生率が有意に低下したとの学会報告もあり，予防策として期待される．

2）皮弁の部分壊死

　広背筋皮弁は血行が安定した皮弁であり，皮弁の血流で注意すべきことは血管の物理的な圧迫とテンション，そして捻れである．丁寧な術中操作

が必要であることは言及するまでもないが，術前のデザインがとても重要である．上腕骨近位後面の広背筋停止部を pivot point とし，皮膚欠損部から rotation arc を辿り，皮島を広背筋上にデザインする．無理のない皮弁配置を心がけることで，血管に過度の物理的な制限を加えないことが，合併症を予防する上で非常に重要である．

B．広背筋皮弁による乳房再建の術後管理

1）術後の安静度

手術当日はベッド上安静だが，経過に問題がなければ，手術翌日からの離床を許可する．胸部皮弁への過度の圧迫による血行障害に注意し，術後5日目に抜糸を行い，術後1週間で上腕の可動域制限を解除する．ドレーンは 20 cc/日以下での抜去を原則とし，20 cc 以上であっても術後2週間以内には抜去することにしている．ドレーン抜去後も浸出液が貯留する場合には，穿刺を行いコルセットでの圧迫を続けて，貯留がなくなったら圧迫を解除する．運動は術後1か月から許可している．

2）下着の着用

皮弁への過度の圧迫を避けるために，ワイヤーのないソフトブラジャーを装着させている．再建乳房は健側と比較して，術後の volume down を見越して少し over volume に再建することが多いため，術後3か月までの間は少しゆとりのあるサイズの下着を推奨している．

C．DIEP flap による乳房再建の合併症と対策

1）皮弁壊死

当院では術前に MDCT を撮像，MIP 画像を構築し，dominant な穿通枝の本数，太さと位置を確認している．画像上，穿通枝が細いと予想される場合には当初 DIEP で予定していたところを MS-2 に変更することもある．穿通枝皮弁においては術中の愛護的な手術操作に加えて，dominant な移植床血管を適切に選択することが，皮弁手術を安全に行う上で重要となり，結果的に皮弁壊死のリスクを下げることにつながる．

2）脂肪部分壊死

乳房全摘術後の乳房再建に十分なボリュームを確保したい場合，皮弁に頭尾側の脂肪弁を付けることがある．しかし，single pedicle で皮弁を挙上した場合，術後特に zone IV 付近の脂肪硬化を認めることが多い．ボリュームのある乳房を再建する場合，projection を出すために，皮弁を縦に配置し zone および付近の脂肪を折り返して使用することが多く，脂肪硬化・壊死は projection の低下を招き，著しく整容性を低下させる結果となることがある．皮弁内で左右の穿通枝の血管吻合を行い，bipedicle flap とし，流入血流，静脈環流を十分に確保することが脂肪弁の viability 上昇に寄与すると考えている．

3）ドナー部のトラブル

ドナー部のトラブルとして腹壁弛緩や腹壁瘢痕ヘルニアが挙げられる．腹壁閉鎖の際には，腹直筋前鞘の2層構造のうち，深層の筋膜にもしっかり糸をかけて，さらに補助縫合を入れる．また，前鞘の切除幅に応じて，対側の abdominoplasty を行う．

4）深部静脈血栓症

術後4日目からの歩行を許可しているが，歩行禁止の間は DVT 発症のリスクが高いので，予防策として下肢にポンプ式の間欠的空気圧迫装置を着用している．

D．DIEP flap による乳房再建の術後管理

1）術後の安静度

術直後から腹部のコルセットによる圧迫を開始する．ベッドをギャッジアップし，膝の後ろに丸めた毛布を敷き，半座位の姿勢をとる．術後3日に端座位姿勢をとり，術後4日には歩行を開始する．ドレーンは原則 20 cc 以下で抜去とし，術後2週間以内での退院を原則としている．

2）皮弁のモニター

皮島露出部を肉眼で確認することに加え，超音波ドップラー血流計を用いて皮弁血流のチェックを行う．術後2日までは2時間おきに病棟看護師によるチェックを行い，術後3日より4時間おき

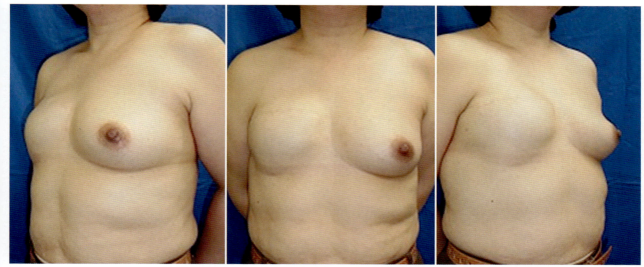

図 5. 術後 8 年（LF140-440, Truform Ⅲ, Natrelle410, Allergan）
被膜拘縮による SBI の頭側変位は認めるものの，肉眼所見のみでは破損の診断に至らない．

と徐々にチェック間隔を伸ばしていく．

3）運動開始時期

軽い運動は術後 1 か月から許可するが，腹圧がかかるような運動は術後 3 か月からの開始とする．

4）下着の着用

皮弁への過度の圧迫を避けるために，ワイヤーのないソフトブラジャーを装着させている．皮弁への局所的な圧迫によって部分的な脂肪硬化をきたすことがあり，特に術後 3 か月間は再建乳房を圧迫する下着の着用は禁止している．

術後経過観察における人工物の破損画像診断

本章では，先述した SBI の破損に対する画像診断方法を，症例を挙げて説明する．

1．症　例

2008 年に一次二期乳房再建術を施行した．2015 年に行われた超音波による定期画像検査で SBI の破損を疑われ，その後の MRI で破損の診断に至り入れ替え手術を行った．

2．診察所見（図 5）

被膜拘縮による SBI の頭側変位を認める．視触診では正常な SBI の診察所見と変わらず，破損の診断には至らない．

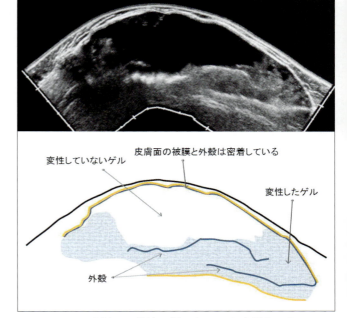

図 6. 破損して体液に触れたゲルが変性し，無エコー→高エコーに変化（文献 11 より引用）

3．超音波所見（図 6）

正常では連続している外殻の連続性が断たれ，密着しているはずの被膜と SBI 外殻が分離していた．また内部シリコンゲルには広範囲の高エコー帯を認めた．これは通常無エコーのシリコンゲルが内部に水を取り込むことで変性し，高エコーに変化したためとされている[15]．

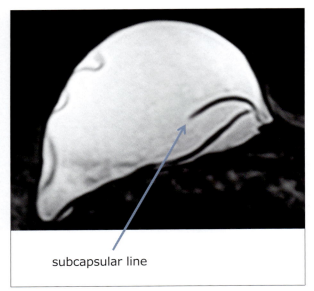

図 7. 外殻が破損し，SBI 内容物のシリコンゲルの中に外殻が浮遊している．（文献 11 より引用）

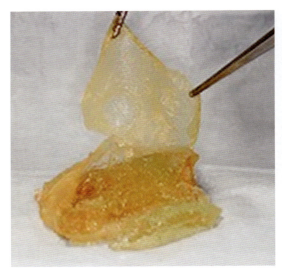

図 8. 外殻が破損しシリコンゲルが露出していた．（文献 11 より引用）

4．MRI 所見（図 7）

T2 強調画像に脂肪抑制，さらに水信号も抑えることで，シリコンゲルのみを enhance させた撮像条件（silicone image）で撮像した画像である．SBI 内部のシリコンゲルに無信号の外殻の浮遊を認め，破損の診断に至るが，エコーで見られた内部シリコンゲルの変性までは判定できない．

5．術中所見（図 8）

外殻が破損し，外殻の外にシリコンゲルが露出していた．コヒーシブシリコンゲルは変性し軟化していた．ポケット内を十分に洗浄し，同じ型のシリコンインプラント（LF140-440）を挿入した．

6．まとめ

SBI の破損診断において超音波検査は，特異度は高いが，MRI に比べて感度が低い検査とされてきた[14)15)]．しかし，近年の超音波機器の進化と，破損の判読方法の解明[10)]により，検査感度は劇的に高まったと考えている．従来の"超音波でスクリーニング，MRI で診断"という流れが，"超音波で診断，MRI は確認の目的で"という段階に移行している．今後さらに超音波検査による検査感度が高くなると，"超音波のみで診断，確認のための MRI は不要"となることが予想される．SBI の破損が超音波だけで診断でき，さらに健側乳房への検診と同日に施行できるとなると，経済的，時間的側面からも医療者側・患者双方の利益になると考えている．人工物による乳房再建術が保険適用になってからまだ日が浅く，人工物の破損が大きく問題になるのは，これから 5 年，10 年経過してからであろう．破損診断の進歩に合わせて，今後は破損した SBI の適切な入れ替え時期についても考察を深めていきたい．

参考文献

1) 寺尾保信ほか：【乳房インプラント再建のコツ】コヒーシブシリコンインプラントによる乳房再建—長期経過から見た問題点と対策．形成外科．**58**：147-156，2015．
2) McGuire, P., et al.：Risk Factor Analysis for Capsular Contracture, Malposition, and Late Seroma in Subjects Receiving Natrelle 410 Form-Stable Silicone Breast Implants. Plast Reconstr Surg. **139**(1)：1-9, 2017.
3) Francis, S. H., et al.：Independent Risk Factors for Infection in Tissue Expander Breast Reconstruction. Plast Reconstr Surg. **124**(6)：1790-1796, 2009.
4) Huang, X., et al.：Risk Factors for Complications of Tissue Expansion：A 20-Year Systematic Review and Meta-Analysis. Plast Reconstr Surg. **128**(3)：787-797, 2011.

5) Lalani, T., et al.：Breast Implant Infections. UpToDate：www.uptodate.com：last updated：Oct 29, 2015

6) Momoh, A. O., et al.：A Systematic Review of Complications of Implant-Based Breast Reconstruction with Prereconstruction and Postreconstruction Radiotherapy. Ann Surg Oncol. 21(1)：118-124, 2014.

7) Rapp, D. A., et al.：Stereoscopic Analysis of Silicone Breast Implant Shells Damaged by Surgical Instruments. Plast Reconstr Surg. 136：50-56, 2015.

8) Maxwell, G. P., et al.：Ten-Year Results From the Natrelle 410 Anatomical Form-Stable Silicone Breast Implant Core Study. Aesthetic Surg J. 35：145-155, 2015.

9) 梁　太一ほか：乳房シリコーンインプラントのMRI画像検査. 日形会誌. 34：652-657, 2014.

10) 松本綾希子ほか：超音波検査によるシリコーン乳房インプラント破損診断. Oncoplastic Breast Surgery. 1(2)：64-74, 2016.

11) Hwang, M. J., et al.：Breast Implant-Associated Anaplastic Large Cell Lymphoma：A Case Report and Literature Review. Aesthetic Plast Surg. 39：391-395, 2015.

12) Clemens, M. W., et al.：Complete Surgical Excision Is Essential for the Management of Patients With Breast Implant-Associated Anaplastic Large-Cell Lymphoma. J Clin Oncol. 34：160-168, 2016.

13) Tomita, K., et al.：Postoperative seroma formation in breast reconstruction with latissimus dorsi flaps：A retrospective study of 174 consecutive cases. Ann Plast Surg. 59：149-151, 2007.

14) Hold, P. M., et al.：How Should We Investigate Breast Implant Rupture? Breast J. 18(3)：253-256, 2012.

15) Bassetti, E., et al.：Breast prosthesis：Management of patients after plastic surgery. J Ultrasound. 14：120, 2011.

ピン・ボード

日本頭頸部癌学会主催　第8回教育セミナーのご案内

日本頭頸部癌学会教育委員会委員長　　三浦　弘規

　日本頭頸部癌学会主催第8回教育セミナーを下記の要領で開催いたしますのでご案内申し上げます.

　会場は「ウェスティン都ホテル京都」で第41回日本頭頸部癌学会会場と同じ会場です.第8回セミナーの各論は1）肉腫と2）舌以外の口腔と致しました.本セミナー受講者には日本がん治療認定医機構の学術単位（3単位）,また日本口腔外科学会専門医制度の資格更新のための研修単位（5単位）が与えられますので,多数のご参加をお待ちしております.日本耳鼻咽喉科学会専門医の方は学術集会参加票をお持ちください.0.5単位が取得できます.また日本頭頸部外科学会主催頭頸部がん専門医申請資格の学術活動として認められます.

　諸事情によりセミナーDVD販売は今回からは行わないこととなりました.

　セミナー当日には翌日からの第41回日本頭頸部癌学会の受付等は行っておりません.

日　時：平成29年6月7日（水）　12：00〜17：00（予定）
会　場：ウェスティン都ホテル京都
　　　　〒605-0052　京都市東山区粟田口華頂町1（三条蹴上）
　　　　TEL：075-771-7111　　　URL：http://www.miyakohotels.ne.jp/westinkyoto/
内　容：テーマ1.頭頸部癌総論　　テーマ2.肉腫　　テーマ3.舌以外の口腔
受講料：5,000円　「第8回教育セミナー」と明記の上,下記口座にお振り込みください.
　　　　郵便振替口座　00120-2-72710
　　　　日本頭頸部癌学会
応募方法：原則当日受付は行いません.席に余裕がある場合には受講のみは可能としますが,いかなる理由であっても当日受付での受講修了証の発行は致しませんのでご注意ください.

・本学会HP（http://www.jshnc.umin.ne.jp/）の申込用紙に必要事項をご記入の上,
　〒135-0033　東京都江東区深川2-4-11　一ツ橋印刷（株）学会事務センター内,
　日本頭頸部癌学会セミナー担当宛にお送りください.
　TEL：03-5620-1953　FAX：03-5620-1960
・参加費の振り込みが確認され次第,参加受付証を郵送いたします.
・申し込み締め切りは平成29年5月26日（金）（必着）です.先着順に受付いたします.
・参加資格：特に規定はありません（ただし,一般の方は対象としておりません）.医師以外のメディカルスタッフの方も歓迎いたします.医学生,初期研修医,医師以外のメディカルスタッフの方は,参加費は無料ですがその場合,指導教授（医）または本学会員の証明が必要です.本学会HP内の案内に書式を掲載する予定です.
・定員：500名　なおHPからの事前登録はいたしません.

ピン・ボード

第 47 回日本創傷治癒学会（同時開催：第 12 回瘢痕・ケロイド治療研究会）

テーマ：A new, borderless approach to wound healing
多職種の力を一つに〜キズを早く綺麗に治す〜

会　長：鈴木茂彦（京都大学大学院医学研究科形成外科学，教授）

会　期：2017 年（平成 29 年）11 月 27 日（月）〜28 日（火）

会　場：メルパルク京都
〒 600-8216　京都市下京区東洞院通七条下ル東塩小路町 676 番 13
TEL：075-352-7444（代）

一般演題募集：2017 年（平成 29 年）6 月 27 日（火）〜8 月 10 日（木）
詳細は本学会ホームページ（http://convention.jtbcom.co.jp/jswhjsw2017/）をご覧ください．

会　費（当日登録のみ）

参加区分	登録費
医師・研究者・企業・教員	￥12,000
看護師・医療スタッフ・学生	￥8,000
瘢痕・ケロイド治療研究会（共通参加）	￥1,000
瘢痕・ケロイド治療研究会（単独参加）	￥3,000

主　催：京都大学大学院医学研究科形成外科学
〒 606-8507　京都市左京区聖護院川原町 54
TEL：075-751-3613　　FAX：075-751-4340

問い合わせ先（事務局）：
第 47 回日本創傷治癒学会　第 12 回瘢痕・ケロイド治療研究会　運営事務局
株式会社 JTB コミュニケーションデザイン ミーティング＆コンベンション事業部局内
〒 530-0001　大阪市北区梅田 3-3-10 梅田ダイビル 4 階
TEL：06-6348-1391　　FAX：06-6456-4105
E-mail：jswhjsw2017@jtbcom.co.jp
HP：http://convention.jtbcom.co.jp/jswhjsw2017/

FAX による注文・住所変更届け

改定：2015 年 1 月

　毎度ご購読いただきましてありがとうございます．

　読者の皆様方に小社の本をより確実にお届けさせていただくために，FAX でのご注文・住所変更届けを受けつけております．この機会に是非ご利用ください．

◇ご利用方法

　FAX 専用注文書・住所変更届けは，そのまま切り離して FAX 用紙としてご利用ください．また，注文の場合手続き終了後，ご購入商品と郵便振替用紙を同封してお送りいたします．**代金が 5,000 円をこえる場合，代金引換便とさせて頂きます．**その他，申し込み・変更届けの方法は電話，郵便はがきも同様です．

◇代金引換について

　本の代金が 5,000 円をこえる場合，代金引換とさせて頂きます．配達員が商品をお届けした際に，現金またはクレジットカード・デビットカードにて代金を配達員にお支払い下さい(本の代金＋消費税＋送料)．(※年間定期購読と同時に 5,000 円をこえるご注文を頂いた場合は代金引換とはなりません．郵便振替用紙を同封して発送いたします．代金後払いという形になります．送料は定期購読を含むご注文の場合は頂きません)

◇年間定期購読のお申し込みについて

　年間定期購読は，1 年分を前金で頂いておりますため，代金引換とはなりません．郵便振替用紙を本と同封または別送いたします．送料無料，また何月号からでもお申込み頂けます．

　毎年末，次年度定期購読のご案内をお送りいたしますので，定期購読更新のお手間が非常に少なく済みます．

◇住所変更届けについて

　年間購読をお申し込みされております方は，その期間中お届け先が変更します際，必ずご連絡下さいますようよろしくお願い致します．

◇取消，変更について

　取消，変更につきましては，お早めに FAX，お電話でお知らせ下さい．

　返品は，原則として受けつけておりませんが，返品の場合の郵送料はお客様負担とさせていただきます．その際は必ず小社へご連絡ください．

◇ご送本について

　ご送本につきましては，ご注文がありましてから約 1 週間前後とみていただきたいと思います．お急ぎの方は，ご注文の際にその旨をご記入ください．至急送らせていただきます．2～3 日でお手元に届くように手配いたします．

◇個人情報の利用目的

　お客様から収集させていただいた個人情報，ご注文情報は本サービスを提供する目的(本の発送，ご注文内容の確認，問い合わせに対しての回答等)以外には利用することはございません．

　その他，ご不明な点は小社までご連絡ください．

株式会社 全日本病院出版会　〒 113-0033 東京都文京区本郷 3-16-4-7 F
電話 03(5689)5989　FAX03(5689)8030　郵便振替口座 00160-9-58753

FAX 専用注文書

形成・皮膚 1705　　　年　　月　　日

○印	PEPARS	定価(税込)	冊数
	2017 年 1 月～12 月定期購読(No. 121～132；年間 12 冊)(送料弊社負担)	41,256 円	
	PEPARS No. 123 実践！よくわかる縫合の基本講座 増大号	5,616 円	
	PEPARS No. 111 形成外科領域におけるレーザー・光・高周波治療 増大号	5,400 円	
	PEPARS No. 100 皮膚外科のための皮膚軟部腫瘍診断の基礎 臨時増大号	5,400 円	
	バックナンバー(号数と冊数をご記入ください) No.		

○印	Monthly Book Derma.	定価(税込)	冊数
	2017 年 1 月～12 月定期購読(No. 252～264；年間 13 冊)(送料弊社負担)	40,932 円	
	MB Derma. No. 255 皮膚科治療薬処方ガイド―年齢・病態に応じた薬の使い方― 増刊号	6,048 円	
	MB Derma. No. 249 こんなとき困らない 皮膚科救急マニュアル 増大号	5,184 円	
	MB Derma. No. 242 皮膚科で診る感染症のすべて 増刊号	5,832 円	
	バックナンバー(号数と冊数をご記入ください) No.		

○印	瘢痕・ケロイド治療ジャーナル
	バックナンバー(号数と冊数をご記入ください) No.

○印	書籍	定価(税込)	冊数
	Mobile Bearing の実際―40 年目を迎える LCS を通して― 新刊	4,860 円	
	髄内釘による骨接合術―全テクニック公開，初心者からエキスパートまで― 新刊	10,800 円	
	カラーアトラス 爪の診療実践ガイド	7,776 円	
	睡眠からみた認知症診療ハンドブック―早期診断と多角的治療アプローチ―	3,780 円	
	そこが知りたい 達人が伝授する日常皮膚診療の極意と裏ワザ	12,960 円	
	創傷治癒コンセンサスドキュメント―手術手技から周術期管理まで―	4,320 円	
	複合性局所疼痛症候群(CRPS)をもっと知ろう	4,860 円	
	カラーアトラス 乳房外 Paget 病―その素顔―	9,720 円	
	スキルアップ！ニキビ治療実践マニュアル	5,616 円	

○	書 名	定価	冊数	○	書 名	定価	冊数
	肘実践講座 よくわかる野球肘 肘の内側部障害	9,180 円			みみ・はな・のど感染症への上手な抗菌薬の使い方	5,616 円	
	超アトラス眼瞼手術―眼科・形成外科の考えるポイント―	10,584 円			実践アトラス 美容外科注入治療	8,100 円	
	イチから知りたいアレルギー診療	5,400 円			イチからはじめる 美容医療機器の理論と実践	6,480 円	
	見落とさない！見間違えない！この皮膚病変	6,480 円			アトラスきずのきれいな治し方 改訂第二版	5,400 円	
	図説 実践手の外科治療	8,640 円			腋臭症・多汗症治療実践マニュアル	5,832 円	
	使える皮弁術　上巻	12,960 円			使える皮弁術　下巻	12,960 円	
	匠に学ぶ皮膚科外用療法	7,020 円			目で見る口唇裂手術	4,860 円	
	多血小板血漿(PRP)療法入門	4,860 円			すぐに役立つ日常皮膚診療における私の工夫	10,800 円	

お名前	フリガナ 　　　　　　　　　　　　　　　　　　　㊞	診療科

ご送付先　〒　　－

　　　　　□自宅　　□お勤め先

電話番号　　　　　　　　　　　　　　　　　　□自宅
□お勤め先

バックナンバー・書籍合計
5,000 円以上のご注文
は代金引換発送になります

―お問い合わせ先―
㈱全日本病院出版会営業部
電話 03(5689)5989

FAX 03(5689)8030

全日本病院出版会行

FAX 03-5689-8030

年　月　日

住 所 変 更 届 け

お 名 前	フリガナ	
お客様番号		毎回お送りしています封筒のお名前の右上に印字されております8ケタの番号をご記入下さい。
新お届け先	〒　　　　都道府県	
新電話番号	（　　　　）	
変更日付	年　　月　　日より	月号より
旧お届け先	〒	

※ 年間購読を注文されております雑誌・書籍名に✓を付けて下さい。

☐ Monthly Book Orthopaedics （月刊誌）

☐ Monthly Book Derma. （月刊誌）

☐ 整形外科最小侵襲手術ジャーナル （季刊誌）

☐ Monthly Book Medical Rehabilitation （月刊誌）

☐ Monthly Book ENTONI （月刊誌）

☐ PEPARS （月刊誌）

☐ Monthly Book OCULISTA （月刊誌）

FAX 03-5689-8030

全日本病院出版会行

こんな本が欲しかった！

イチからはじめる 美容医療機器の理論と実践

みやた形成外科・皮ふクリニック院長　宮田成章／著

オールカラー　B5判　182頁　定価　本体価格 6,000 円＋税　2013 年 7 月発行

美容医療機器の基礎理論から治療のコツまで！
美容医療機器を扱う全ての医家必読の 1 冊です！

●目　次●

I．総　論
1．違いのわかる美容医療機器の基礎理論
2．人体における機器の反応を知る
3．料理をベースに美容医療を考えてみよう
4．肌状態から考える治療方針・適応決定
5．各種治療器

II．治　療
1．ほくろに対するレーザー治療の実際
2．メラニン性色素疾患に対する治療
3．しわやたるみの機器治療
4．毛穴・肌理や肌質に対する治療
5．痤瘡後瘢痕の機器治療
6．レーザー脱毛
7．最新の機器に対する取り組み

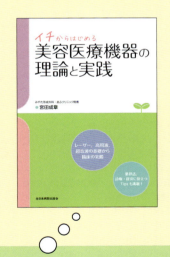

業界話，診療・経営に役立つ Tips も満載！

㈱全日本病院出版会　〒 113-0033　東京都文京区本郷 3-16-4
　　　　　　　　　　　TEL：03-5689-5989　　FAX：03-5689-8030

お求めはお近くの書店または弊社（ http://www.zenniti.com ）まで！

PEPARS

2007 年
No. 14 縫合の基本手技 増大号
　　　編集／山本有平

2010 年
No. 37 穿通枝皮弁マニュアル 増大号
　　　編集／木股敬裕

2011 年
No. 51 眼瞼の退行性疾患に対する眼形成外科手術 増大号
　　　編集／村上正洋・矢部比呂夫

2012 年
No. 61 救急で扱う顔面外傷治療マニュアル
　　　編集／久徳茂雄
No. 62 外来で役立つ にきび治療マニュアル
　　　編集／山下理絵
No. 66 Plastic Handsurgery 形成手外科
　　　編集／平瀬雄一
No. 69 イチから始めるマイクロサージャリー
　　　編集／上田和毅
No. 70 形成外科治療に必要なくすりの知識
　　　編集／宮坂宗男
No. 71 血管腫・血管奇形治療マニュアル
　　　編集／佐々木　了
No. 72 実践的局所麻酔―私のコツ―
　　　編集／内田　満

2013 年
No. 73 形成外科における MDCT の応用
　　　編集／三鍋俊春
No. 75 ここが知りたい！顔面の Rejuvenation
　　　―患者さんからの希望を中心に― 増大号
　　　編集／新橋　武
No. 76 Oncoplastic Skin Surgery
　　　―私ならこう治す！
　　　編集／山本有平
No. 77 脂肪注入術と合併症
　　　編集／市田正成
No. 78 神経修復法―基本知識と実践手技―
　　　編集／柏　克彦
No. 79 褥瘡の治療 実践マニュアル
　　　編集／梶川明義
No. 80 マイクロサージャリーにおける合併症と
　　　その対策
　　　編集／関堂　充
No. 81 フィラーの正しい使い方と合併症への対応
　　　編集／征矢野進一

2014 年
No. 85 糖尿病性足潰瘍の局所治療の実践
　　　編集／寺師浩人
No. 86 爪―おさえておきたい治療のコツ―
　　　編集／黒川正人
No. 87 眼瞼の美容外科 手術手技アトラス 増大号
　　　編集／野平久仁彦
No. 88 コツがわかる！形成外科の基本手技
　　　―後期臨床研修医・外科系医師のために―
　　　編集／上田晃一
No. 89 口唇裂初回手術
　　　―最近の術式とその中期的結果―
　　　編集／杠　俊介
No. 90 顔面の軟部組織損傷治療のコツ
　　　編集／江口智明
No. 91 イチから始める手外科基本手技
　　　編集／高見昌司
No. 92 顔面神経麻痺の治療　update
　　　編集／田中一郎
No. 93 皮弁による難治性潰瘍の治療
　　　編集／亀井　譲
No. 94 露出部深達性熱傷・後遺症の手術適応と
　　　治療法
　　　編集／横尾和久
No. 95 有茎穿通枝皮弁による四肢の再建
　　　編集／光嶋　勲
No. 96 口蓋裂の初回手術マニュアル
　　　―コツと工夫―
　　　編集／土佐泰祥

2015 年
No. 97 陰圧閉鎖療法の理論と実際
　　　編集／清川兼輔
No. 98 臨床に役立つ 毛髪治療 update
　　　編集／武田　啓
No. 99 美容外科・抗加齢医療
　　　―基本から最先端まで― 増大号
　　　編集／百束比古
No. 100 皮膚外科のための皮膚軟部腫瘍診断の
　　　基礎 臨時増大号
　　　編集／林　礼人

2014 年
No. 82 創傷治療マニュアル
　　　編集／松崎恭一
No. 83 形成外科における手術スケジュール
　　　―エキスパートの周術期管理―
　　　編集／中川雅裕
No. 84 乳房再建術 update
　　　編集／酒井成身

■ バックナンバー一覧

No. 101　大腿部から採取できる皮弁による再建
　　　　編集/大西　清
No. 102　小児の頭頚部メラニン系あざ治療のストラテジー
　　　　編集/渡邊彰二
No. 103　手足の先天異常はこう治療する
　　　　編集/福本恵三
No. 104　これを読めばすべてがわかる！骨移植
　　　　編集/上田晃一
No. 105　鼻の美容外科
　　　　編集/菅原康志
No. 106　thin flap の整容的再建
　　　　編集/村上隆一
No. 107　切断指再接着術マニュアル
　　　　編集/長谷川健二郎
No. 108　外科系における PC 活用術
　　　　編集/秋元正宇

2016 年

No. 109　他科に学ぶ形成外科に必要な知識
　　　　―頭部・顔面編―
　　　　編集/吉本信也
No. 110　シミ・肝斑治療マニュアル
　　　　編集/山下理絵
No. 111　形成外科領域におけるレーザー・光・高周波治療　増大号
　　　　編集/河野太郎
No. 112　顔面骨骨折の治療戦略
　　　　編集/久徳茂雄
No. 113　イチから学ぶ！頭頚部再建の基本
　　　　編集/橋川和信
No. 114　手・上肢の組織損傷・欠損 治療マニュアル
　　　　編集/松村　一
No. 115　ティッシュ・エキスパンダー法 私の工夫
　　　　編集/梶川明義
No. 116　ボツリヌストキシンによる美容治療 実践講座
　　　　編集/新橋　武

No. 117　ケロイド・肥厚性瘢痕の治療
　　　　―我が施設(私)のこだわり―
　　　　編集/林　利彦
No. 118　再建外科で初心者がマスターすべき 10皮弁
　　　　編集/関堂　充
No. 119　慢性皮膚潰瘍の治療
　　　　編集/舘　正弘
No. 120　イチから見直す植皮術
　　　　編集/安田　浩

2017 年

No. 121　他科に学ぶ形成外科に必要な知識
　　　　―四肢・軟部組織編―
　　　　編集/佐野和史
No. 122　診断に差がつく皮膚腫瘍アトラス
　　　　編集/清澤智晴
No. 123　実践！よくわかる縫合の基本講座　増大号
　　　　編集/菅又　章
No. 124　フェイスリフト 手術手技アトラス
　　　　編集/倉片　優

各号定価 3,000 円＋税. ただし, 増大号のため No. 14, 37, 51, 75, 87, 99, 100, 111 は定価 5,000 円＋税, No. 123 は 5,200 円＋税.
在庫僅少品もございます. 品切の場合はご容赦ください.

（2017 年 4 月現在）

本頁に掲載されていないバックナンバーにつきましては, 弊社ホームページ(http://www.zenniti.com)をご覧下さい.

click

| 全日本病院出版会 | 検索 |

2017 年 年間購読 受付中！

年間購読料　41,256 円（消費税込）（送料弊社負担）

（通常号 11 冊，増大号 1 冊：合計 12 冊）

次号予告

Advanced Wound Care の最前線

No.126（2017 年 6 月号）

編集／埼玉医科大学病院教授　　市岡　滋

Advanced Wound Care への道のり
……………………………………市岡　　滋
Device を用いた新しいデブリードマン
……………………………………栗原　　健
Wound Infection Control の進化
……………………………………匂坂　正信ほか
Modern Dressing の進化 …………岡部　圭介
再生医療を利用した先進的創傷治療
……………………………………田中　里佳
これからの局所陰圧閉鎖療法……小川　　令
創傷治癒に向けた Nutrition Support
……………………………………大原　寛之ほか
Pressure Redistribution Device の最先端
　―ロボスティックマットレスによる
　次世代の褥瘡管理―………………仲上豪二朗ほか
Off Loading の最前線……………菊池　　守
日本で未承認の Advanced wound care products
……………………………………秋田　定伯ほか

編集顧問：栗原邦弘　中島龍夫	No. 125　編集企画：
百束比古　光嶋　勲	岩平佳子　ブレストサージャリークリニック院長
編集主幹：上田晃一　大阪医科大学教授	
大慈弥裕之　福岡大学教授	

PEPARS　No.125

2017 年 5 月 10 日発行（毎月 1 回 10 日発行）
　　定価は表紙に表示してあります.

Printed in Japan

ⓒ ZEN・NIHONBYOIN・SHUPPANKAI, 2017

発行者　　末 定 広 光
発行所　　株式会社　全日本病院出版会
　〒 113-0033 東京都文京区本郷 3 丁目 16 番 4 号
　　　電話 （03）5689-5989　Fax （03）5689-8030
　　　郵便振替口座 00160-9-58753

印刷・製本　三報社印刷株式会社　　　電話 （03）3637-0005
広告取扱店　㈱日本医学広告社　　　　電話 （03）5226-2791

- 本誌に掲載する著作物の複製権・翻訳権・上映権・譲渡権・公衆送信権（送信可能化権を含む）は株式会社全日本病院出版会が保有します.
- JCOPY ＜（社）出版者著作権管理機構　委託出版物＞
本誌の無断複写は著作権法上での例外を除き禁じられています. 複写される場合は，そのつど事前に，（社）出版者著作権管理機構（電話 03-3513-6969，FAX 03-3513-6979，e-mail: info@jcopy.or.jp）の許諾を得てください.
- 本誌をスキャン，デジタルデータ化することは複製に当たり，著作権法上の例外を除き違法です. 代行業者等の第三者に依頼して同行為をすることも認められておりません.

「使える皮弁術―適応から挙上法まで― 上・下巻」

編集／慶應義塾大学教授　中島　龍夫
　　　日本医科大学教授　百束　比古

B5判　オールカラー　定価各12,000円＋税

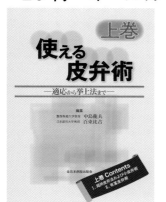

▽皮弁外科の第一線で活躍するエキスパートが豊富なイラストや写真で本当に「使える」皮弁術を詳しく解説！

▽「局所皮弁法および小皮弁術」、「有茎皮弁術」、「遊離皮弁術」、「特殊な概念の皮弁術・新しい方法」の4部に分けて、わかりやすくまとめました！

是非、手にお取りください！！

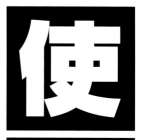

目次

上巻　188頁

I．局所皮弁法および小皮弁術
Z形成術とその理論—planimetric Z plasty を含めて—
皮膚欠損修復に有用な幾何学的局所皮弁法
正方弁法と square flap principle
眼瞼、頬部再建に有用な局所皮弁
逆行性顔面動脈皮弁―特に外鼻、口唇の再建―
SMAP 皮弁―顔面再建―
美容外科で用いる局所皮弁
唇裂手術に有用な局所皮弁・皮下茎皮弁
手・指の再建に有用な皮弁
皮下茎皮弁の適応―体幹四肢の再建―
Central axis flap method—multilobed propeller flap, scar band rotation flap, pin-wheel flap—
舌弁の適応と作成法

II．有茎皮弁術
大胸筋皮弁―頭頸部再建―
後頭頸部皮弁　Occipito-Cervico(OC) flap
SCAP(superficial cervical artery perforator) 皮弁―頭頸部再建　遊離皮弁の可能性も含めて―
鎖骨上皮弁―頸部再建―
DP 皮弁・僧帽筋皮弁―頸部再建―
広背筋皮弁
有茎腹直筋皮弁―乳房・胸壁・会陰部・骨盤腔の再建―
SEPA 皮弁―男性外陰部再建など―
殿溝皮弁(Gluteal fold flap)
大殿筋穿通枝皮弁―仙骨部再建―
VAF を利用した大腿部皮弁―鼠径外陰部再建―
大腿二頭筋皮弁―坐骨部褥瘡再建―
遠位茎腓腹皮弁による下腿・足再建
内側足底皮弁―踵再建―
DP 皮弁―頭頸部再建―

下巻　192頁

III．遊離皮弁術
前外側大腿皮弁―anterolateral thigh flap；ALT 皮弁―
鼠径皮弁
浅腸骨回旋動脈穿通枝皮弁(superficial circumflex iliac artery perforator flap；SCIP flap)
肩甲下動脈皮弁―肩甲皮弁，広背筋皮弁，肩甲骨弁，肋骨弁―
TAP 皮弁
腹直筋皮弁
DIEP flap
S-GAP flap(上殿動脈穿通枝皮弁)・I-GAP(下殿動脈穿通枝皮弁)
前腕皮弁
内側腓腹筋穿通枝皮弁
腓骨穿通枝皮弁と腓骨弁
足・足趾からの遊離皮弁

IV．特殊な概念の皮弁術・新しい方法
瘢痕皮弁　Scar(red) flap
キメラ型移植術による頭頸部再建
穿通枝スーパーチャージング超薄皮弁
穿通枝茎プロペラ皮弁法―The Perforator Pedicled Propeller(PPP) Flap Method―
穿通枝皮弁と supermicrosurgery
プレファブ皮弁―血管束移植皮弁と組織移植皮弁―
顔面神経麻痺の機能再建(1)　側頭筋移行術
顔面神経麻痺の機能再建(2)　薄層前鋸筋弁
機能再建―有茎肋骨付き広背筋皮弁を用いた上腕の機能再建―
皮弁による上眼瞼の機能再建
内胸動脈第3肋間穿通枝と胸肩峰動脈の吻合を利用した大胸筋皮弁
Expanded-prefabricated flap
VAF と V-NAF
拡大大殿筋皮弁

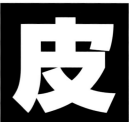

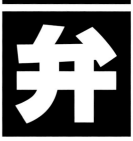

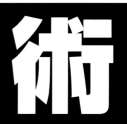

(株)全日本病院出版会

〒113-0033　東京都文京区本郷 3-16-4
TEL：03-5689-5989　FAX：03-5689-8030

おもとめはお近くの書店または弊社ホームページ(http://www.zenniti.com)まで！

2017年 全日本病院出版会 年間購読ご案内

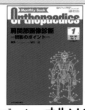

マンスリーブック オルソペディクス
編集主幹
金子和夫/松本守雄

Vol. 30 No. 1〜13（月刊）
税込年間購読料 38,448 円
（通常号 11 冊・増大号 1 冊・増刊号 1 冊）
2017 年特集テーマ――――――以下続刊
No. 4 肩・肘・手スポーツ損傷診療マニュアル
No. 5 整形外科治療スキルアップ 22 増大

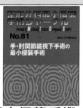

整形外科最小侵襲手術ジャーナル
最先端を分かりやすくまとめた
実践的手術ジャーナルです．
整形外科手術の新しいノウハウを
ぜひ臨床にご活用ください．

No. 82〜85（季刊）
税込年間購読料 13,824 円
（通常号 4 冊：2, 5, 9, 12 月発行）
2017 年特集テーマ――――以下続刊
No. 82 Lateral Interbody Fusion(LIF)―我が国における現況と展望―
No. 83 足関節鏡視下手術の最前線

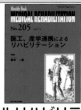

マンスリーブック メディカルリハビリテーション
編集主幹
宮野佐年/水間正澄

No. 205〜217（月刊）
税込年間購読料 39,398 円
（通常号 11 冊・増大号 1 冊・増刊号 1 冊）
2017 年特集テーマ――――以下続刊
No. 208 リハビリテーションに役立つ心理療法
No. 209 脊髄損傷のリハビリテーション最前線

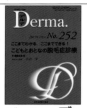

マンスリーブック デルマ
編集主幹
塩原哲夫/照井 正/大山 学

No. 252〜264（月刊）
税込年間購読料 40,932 円
（通常号 11 冊・増大号 1 冊・増刊号 1 冊）
2017 年特集テーマ――――以下続刊
No. 256 こどもとおとなの食物アレルギー診療
No. 257 押さえておきたい 新しい指定難病

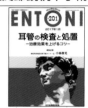

マンスリーブック エントーニ
編集主幹
本庄 巖/市川銀一郎/小林俊光

No. 201〜213（月刊）
税込年間購読料 40,716 円
（通常号 11 冊・増大号 1 冊・増刊号 1 冊）
2017 年特集テーマ――――以下続刊
No. 205 診断に苦慮した耳鼻咽喉科疾患 増刊
No. 206 親がナットク！こどものみみ・はな・のど外来

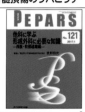

形成外科関連分野の新雑誌 ペパーズ
編集主幹
上田晃一/大慈弥裕之

No. 121〜132（月刊）
税込年間購読料 41,256 円
（通常号 11 冊・増大号 1 冊）
2017 年特集テーマ――――以下続刊
No. 124 フェイスリフト 手術手技アトラス
No. 125 ブレスト・サージャリー 実践マニュアル

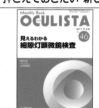

マンスリーブック オクリスタ
編集主幹
村上 晶/髙橋 浩

No. 46〜57（月刊）
税込年間購読料 41,040 円
（通常号 11 冊・増大号 1 冊）
2017 年特集テーマ――――以下続刊
No. 49 クローズアップ！交通眼科
No. 50 眼科で見つける！全身疾患

年間購読のお客様には送料サービスにて最新号をお手元にお届けいたします。そのほかバックナンバーもぜひお買い求めください。

♣ 書籍のご案内 ♣

◆ **Mobile Bearing の実際**
―40 年目を迎える LCS を通して―
編/小堀 眞ほか 定価 4,500 円＋税 B5 判 124 頁

◆ **髄内釘による骨接合術**
―全テクニック公開，初心者からエキスパートまで―
編/渡部欣忍ほか 定価 10,000 円＋税 変形 A4 判 246 頁

◆ **カラーアトラス 爪の診療実践ガイド**
編/安木良博，田村敦志 定価 7,200 円＋税 B5 判 202 頁

◆ **睡眠からみた認知症診療ハンドブック**
―早期診断と多角的治療アプローチ―
編/宮崎総一郎，浦上克哉 定価 3,500 円＋税 B5 判 146 頁

◆ **肘実践講座 よくわかる野球肘**
肘の内側部障害―病態と対応―
編/山崎哲也ほか 定価 8,500 円＋税 B5 判 352 頁

◆ **MB Derma. 創刊 20 周年記念書籍**
そこが知りたい 達人が伝授する日常皮膚診療の極意と裏ワザ
編/宮地良樹 定価 12,000 円＋税 B5 判 380 頁

ご注文は，お近くの書店，もしくはお電話，Fax，インターネット，いずれでも！！

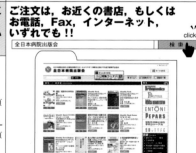

全日本病院出版会
〒113-0033 東京都文京区本郷 3-16-4
TEL：03-5689-5989
FAX：03-5689-8030
http://www.zenniti.com

ISBN978-4-86519-325-1 C3047 ¥3000E

定価（本体価格 3,000 円＋税）